JN050877

日ごろの **?** をまとめて解決

耳鼻科ナース のギモン

耳鼻咽喉科
頭頸部外科

監修 **春名眞一** 編集 **飯野佳美**

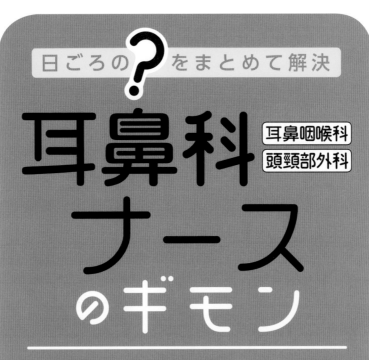

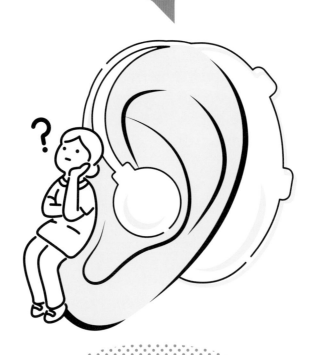

照林社

監修のことば

　耳鼻咽喉科は、脳実質と眼を除いた頭頸部という広い診療領域であり、消化器、気道系の一部を有し、まったく異なる聴覚、前庭系が接しています。さらに管腔の領域が入り混じり、解剖を理解するのは容易ではありません。ですが、視診できる部位が多く、病変の大きさ、色、形、血管新生などを目で見て判断できやすいのが特徴です。最近では、内視鏡などの光学機器が発展し、耳鼻咽喉科領域の多くの部位を画像で共有できるようになっています。

　また、耳鼻咽喉科は、聴覚・嗅覚・味覚など感覚器に属するファンクショナルな分野であり、その機能を評価するために多くの検査を理解しなくてはなりません。このようなスペシャリティが高い診療科で対応する看護師は、多くの疑問をもっていると予想されます。

　そこで、本書の内容は、新人ナースでも理解できるように、看護に必要な解剖や検査から、入院・手術前後の看護を含め、ベテランナースが抱く細かい疑問まで、解決できることを目的としました。そのために、獨協医科大学病院看護部の飯野佳美看護師長に編集をお願いし、実地の臨床現場で経験する頻度の多い質問78項目を列挙しました。

　挙がった質問は、耳、鼻、咽頭、喉頭、扁桃、甲状腺、頭頸部がん、摂食嚥下と細分化して、獨協医大および栃木県内の大学、病院の現役バリバリの耳鼻咽喉科の先生方に執筆をお願いしました。先生方には疑問点をできるだけ理解しやすくするために、図、シェーマや写真を多用し、平易でわかりやすい表現を用いるようにお願いしました。耳鼻咽喉科領域の看護の教科書として、常に手元に置いて汎用できるものになったと自負しております。限られた時間のなかで原稿をご執筆くださった多くの先生方に、この場をお借りして御礼申し上げます。

　本書が、実地の現場に置かれ、疑問をすぐに解消でき、耳鼻咽喉科の臨床看護のお役に立てれば幸いです。

2021年4月

獨協医科大学

耳鼻咽喉・頭頸部外科

主任教授

春名眞一

はじめに

　本書『耳鼻科ナースのギモン』は、耳鼻咽喉・頭頸部外科の看護師が抱く「素朴な疑問に答えがほしい」という要望を受けてできた書籍です。タイトルには「耳鼻科」とありますが、実際の診療範囲は耳鼻咽喉・頭頸部外科です。

　耳鼻咽喉科は、聴覚・平衡覚・嗅覚・味覚・嚥下・発声などの感覚器およびQOL に関する機能を対象としています。その疾患は、めまい・難聴・嗅覚などの感覚障害、嚥下・発声などの機能障害、上気道感染症・アレルギー性鼻炎などの炎症性疾患、さらには腫瘍とさまざまです。治療としても、内科的治療のみならず外科的治療も多いです。対象範囲も乳児期から老年期までと幅広く、睡眠、摂食嚥下といった機能に関係してきます。

　そこで、本書の Part 1〜7 までは、各器官・臓器の機能、疾患と症状、検査、治療、処置・ケアに関して、それぞれの器官や臓器でよくある「？」について、主に医師の先生方に答えていただきました。

　耳鼻咽喉・頭頸部外科では、手術、化学療法、放射線療法も多く、治療による機能の低下や喪失は、日常生活を困難にします。なかでも、治療が長期間にわたり、副作用が必ず出現する「放射線療法のケア」については、がん放射線療法看護認定看護師が簡潔に書いています。放射線療法は治療を完結することが目標です。看護師が治療前からかかわることで、患者さんは長期間の治療や副作用に対応していけるのだと思いますので、ぜひ参考にしていただきたいと思います。

　また、本書の Part 8 では、摂食嚥下を取りあげました。摂食嚥下障害看護認定看護師が、専門の医師とともに、嚥下機能評価や誤嚥対策に関することをまとめています。この部分は、Part 1〜7 に関連するケアが多いです。摂食嚥下に興味をもっていただき、お役立てください。障害をもつ方だけでなく、高齢者ケアにも役立つと思います。

　最後に、ご支援いただいた獨協医科大学病院看護部の秋元ますえ部長をはじめ副部長の皆様、一緒にギモンを考えてくれた耳鼻咽喉・頭頸部外科の病棟、外来の看護スタッフの方々、コロナ禍でご多忙ななか執筆してくださった先生方と、刊行にご尽力くださった照林社の皆様に、心からの感謝とお礼を申し上げます。

2021年 4 月

獨協医科大学病院
看護部 看護師長
飯野佳美

編著者一覧

■監修

春名眞一　獨協医科大学 耳鼻咽喉・頭頸部外科 主任教授

■編集

飯野佳美　獨協医科大学病院 看護部 看護師長

■執筆（五十音順）

阿久津　誠　獨協医科大学 耳鼻咽喉・頭頸部外科

伊藤真人　自治医科大学 小児耳鼻咽喉科 教授

上野香奈子　前・獨協医科大学病院 薬剤部

上野真史　済生会宇都宮病院 耳鼻咽喉科

海邊昭子　獨協医科大学 埼玉医療センター 耳鼻咽喉科

梅川浩平　獨協医科大学 形成外科学 講師

大久保啓介　佐野厚生総合病院 耳鼻咽喉科 部長

大島弘子　獨協医科大学病院 看護部／がん放射線療法看護認定看護師

柏木隆志　獨協医科大学 耳鼻咽喉・頭頸部外科

金谷洋明　獨協医科大学 耳鼻咽喉・頭頸部外科 講師
　　　　　とちぎメディカルセンター しもつが 耳鼻咽喉科 主任医長

後藤一貴　獨協医科大学 耳鼻咽喉・頭頸部外科 講師

今野　渉　獨協医科大学 耳鼻咽喉・頭頸部外科 講師

坂本耕二　日本医科大学 耳鼻咽喉科・頭頸部外科 病院講師

佐々木俊一　日本赤十字社足利赤十字病院 耳鼻咽喉・頭頸部外科 部長

清水和美　獨協医科大学病院 看護部／摂食嚥下障害看護認定看護師

生野　登　国際医療福祉大学塩谷病院 耳鼻咽喉科 医長

鈴木法臣　前・栃木医療センター 耳鼻咽喉科 医長

田中康広　獨協医科大学 埼玉医療センター 耳鼻咽喉科 主任教授

常見泰弘　獨協医科大学 耳鼻咽喉・頭頸部外科

中島逸男　獨協医科大学 耳鼻咽喉・頭頸部外科 准教授

西野　宏　自治医科大学医学部 耳鼻咽喉科学講座 教授

新田清一　済生会宇都宮病院 耳鼻咽喉科 主任診療科長

春名眞一　獨協医科大学 耳鼻咽喉・頭頸部外科 主任教授

平林秀樹　獨協医科大学 耳鼻咽喉・頭頸部外科 特任教授

深美　悟　獨協医科大学 耳鼻咽喉・頭頸部外科 准教授

CONTENTS

Part 3　咽頭

Part 4　喉頭

Part 7　頭頸部

Part 8　摂食嚥下関連

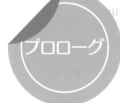

耳鼻咽喉・頭頸部外科は「どこを診療する科」なのか

深美 悟

耳鼻咽喉・頭頸部外科の診療範囲は広い

耳鼻咽喉・頭頸部外科は、頭頸部領域において、脳・眼・頸椎・頸髄・歯を除く、耳・鼻副鼻腔・口腔・咽頭・喉頭・頸部の疾患を専門とします。

聴く（聴覚）、バランスを保つ（平衡機能）、湿らせ、温め、きれいにした空気を吸う（鼻腔機能）、においを嗅ぐ（嗅覚）、顔を動かす（顔面神経機能）、物を噛む（咀嚼機能）、飲み込む（嚥下機能）、味を感じる（味覚）、声を出す、言葉を話す（音声・発声機能）など、日常生活を行うために必要な機能にかかわっている専門科です。

外界を感知するために必要な感覚（視覚、聴覚、触覚、味覚、嗅覚）を五感と呼びます。耳鼻咽喉・頭頸部外科では、五感のうち、聴覚、味覚、嗅覚の三感覚に関する疾患を扱います。

耳が司るのは聴覚にかかわる機能

耳は、外耳、中耳、内耳に分けられます。

外耳道に入った音は、鼓膜を振動させ、3つの耳小骨で音を効率よく内耳（蝸牛）に伝えます。内耳に入った音は電気信号に変換され、脳に伝えます。

人は、聴くことにより、乳幼児期から言語音・環境音・雑音を聴き分けながら言葉の存在を知り、体験に基づいて言語を覚えます。そして、人とのコミュニケーションを行うために、考えながら必要な言語を選び、言葉を話すようになります。

内耳は蝸牛と前庭に分けられ、蝸牛は聴覚、三半規管を含む前庭は平衡覚を司っています。

鼻が司るのは嗅覚にかかわる機能

鼻は、きれいにして湿らせた空気を吸い込み、気管に送り込みます。

同時に、においを嗅ぐことで、香りを楽しんだり、食欲を湧かせたりします。時には、有害なガスや腐ったにおいを嗅ぎ分け、危険を察知します。

口腔・咽頭が司るのは味覚にかかわる機能

　口腔・咽頭は、空気と食物の通り道です。

　口腔は、食物を噛んですり潰し、軟らかい塊にしてから咽頭へ送り込みます。その一方で、腐った味を区別して、食中毒などの危険を回避します。

　喉頭は気管への空気の通り道であると同時に、声帯の機能により、声を出したり、言葉を話したりすることができます。

＊

　耳鼻咽喉・頭頸部外科が対応する疾患を（表1）に示します。

　狭い範囲でありながら、対応する疾患は多岐にわたり、対象年齢は小児から高齢者まで幅広いのが特徴です。薬物療法を行う一方で、外科的手術も行うという内科と外科の両方の診療を行っている科でもあります。

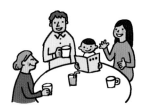

● あらゆる世代が対象となる

表1　耳鼻咽喉科・頭頸部外科の対象疾患

領域	部位	疾患	
耳領域	外耳	● 外耳炎 ● 外耳道腫瘍	● 外耳道異物
	中耳	● 中耳炎 ● 耳小骨連鎖異常による伝音難聴や耳硬化症 ● 末梢性顔面神経麻痺	● 中耳腫瘍
	内耳	● 急性感音難聴 ● 外リンパ瘻	● 先天性難聴 ● 内耳性めまい
鼻領域	鼻腔	● 鼻出血 ● 鼻中隔弯曲 ● 嗅覚障害	● 鼻腔腫瘍 ● 鼻アレルギー
	副鼻腔	● 副鼻腔炎 ● 副鼻腔腫瘍	● 副鼻腔嚢胞
口腔・咽喉領域	口腔	● 口腔・舌腫瘍	● 扁桃疾患
	咽頭	● 咽頭腫瘍 ● 咽頭炎	● 咽頭異物 ● 嚥下障害
	喉頭	● 喉頭ポリープ ● 喉頭炎	● 喉頭腫瘍 ● 発声・音声障害
頸部領域		● 頸部腫瘍 ● 頸部気管・食道異物など	● 頸部リンパ節疾患

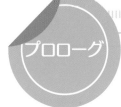

耳鼻咽喉・頭頸部外科領域で緊急度が高い症状

今野 渉

気道緊急は生命にかかわる事態

耳鼻咽喉科領域で最も緊急度の高い症状は、呼吸困難や窒息といった気道緊急[*1]です。

気道緊急の原因となるのは、急性喉頭蓋炎や頸部膿瘍などの炎症性疾患、中咽頭がんや喉頭がんなどの腫瘍、異物や頸部手術後の血腫です（図1）。

特に注意したい疾患は急性喉頭蓋炎

急性喉頭蓋炎は、感染により喉頭蓋に腫脹をきたした状態です（➡p.54 Q23）。

症状は、咽頭痛や嚥下時痛、呼吸困難感です。他覚的な所見として「含み声」がみられることもあります。最初は、感冒や急性咽頭炎といった症状と同様ですが、呼吸困難症が数時間単位で急激に出現・進行することもあるので、症状の変化に注意が必要です。

手術が原因で生じることもある

口腔内の手術では、術後出血も気道閉塞の原因になります。

頸部の手術では、術後出血が起きた場合、血腫により喉頭の浮腫が引き起こされ、窒息することがあるので、術後は頻回な創部の観察が必要です。

甲状腺全摘術では、術後に両側反回神経麻痺による声門閉鎖から窒息を起こすことがあるので特に注意が必要です。

吸気性喘鳴をみたら窒息を疑って対応する

窒息が起きた場合、吸気性の喘鳴が生じます。進行すると、チアノーゼや意識消失をきたします。親指と人差し指で自身の喉を押さえる「チョークサイン」と呼ばれる動作がみられることもあります。

図1　気道緊急のファイバースコープ所見

正常喉頭（喉頭を上から見た状態）

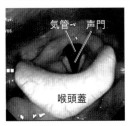

- 上方が背側

急性喉頭蓋炎

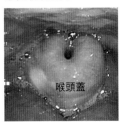

- 喉頭蓋が高度に腫脹しており、声門が確認できない

喉頭がん

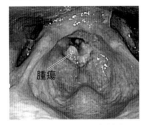

- 声門に腫瘍があり気管内が確認できない

身体所見の観察、SpO₂測定

　チョークサインや、術後や炎症性疾患であれば創部の腫脹などの観察が重要です。

　原因の検索には、頸部CTなどの画像検査や、喉頭咽頭を直接観察できる経鼻ファイバースコープが重要になります。

気道確保、原因疾患の治療

　喉頭・咽頭といった上気道に原因のある気道緊急の場合は、バッグ換気や気管内挿管による気道確保が困難になるので、輪状甲状靱帯穿刺や気管切開といった外科的気道確保が必要になります（➡p.56 Q24）。

　気道が確保されたら、原因疾患の治療を行います。

ケアにおけるポイント

　気道緊急は、急激に症状が進行し、見落とすと致死的な結果となることがあります。そのため、経時的にしっかり患者を観察し、素早く異変を察知する必要があります。

　また、気管切開中は、カニューレの種類によっては発声や飲食ができない場合があります（➡p.58 Q25）。コミュニケーションの方法に工夫をすることが、良好な関係構築に重要となります。

＊1　気道緊急：ただちに気道確保を必要とする状態。

●本書で紹介している検査・治療・ケア方法などは、各執筆者が臨床例をもとに展開しています。実践により得られた方法を普遍化すべく努力しておりますが、万一本書の記載内容によって不測の事故等が起こった場合、著者、編者、監修者、出版社はその責を負いかねますことをご了承ください。

●本書掲載の写真は、臨床例のなかからご本人・ご家族の同意を得て使用しています。

●本書に記載している薬剤・材料・機器等の選択・使用方法は、2021年3月時点のものです。薬剤等の使用にあたっては、個々の添付文書を参照し、適応・用量等は常にご確認ください。

装丁：ビーワークス　本文イラストレーション：秋葉あきこ

本文デザイン：藤田美咲　DTP制作：広研印刷株式会社

Part **1**

耳

耳の機能と 代表的な疾患

上野真史、新田清一

　耳は外耳・中耳・内耳に分けられます。外耳と中耳の境界が鼓膜です。中耳には3つの骨が連なる耳小骨が存在します。耳小骨は鼓膜と内耳をつないでいます。

　耳の主な機能は音を感受すること（聴覚機能）と、身体の動きや位置を感受して平衡を保つこと（平衡覚機能）です。内耳には聴覚と平衡覚のセンサーが存在します。聴覚のセンサーが蝸牛、平衡覚のセンサーが三半規管と前庭です。それぞれのセンサーで集めた情報は、神経を介して脳に伝えられます（図1）。

聴覚機能

　音は空気の微細な振動から形成されます。その振動が外耳道から鼓膜に伝わり、鼓膜の振動が耳小骨を介して、内耳の聴覚のセンサーである蝸牛に伝わります。蝸牛で音の振動を電気信号に変換し、蝸牛神経を経由して脳に伝えます（図2）。

図1　耳の構造と機能

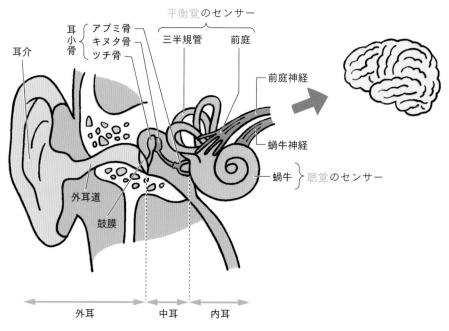

● 内耳で感知した情報は神経（蝸牛：蝸牛神経、三半規管と前庭：前庭神経）を介して脳に伝えられる

図2　音の伝達経路

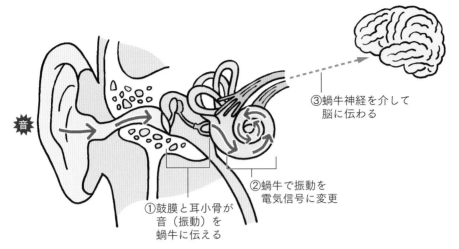

③蝸牛神経を介して
　脳に伝わる

②蝸牛で振動を
　電気信号に変更

①鼓膜と耳小骨が
　音（振動）を
　蝸牛に伝える

● 音は鼓膜、耳小骨を経て蝸牛に伝えられる。そして蝸牛で電気信号に変換され、蝸牛神経を介し脳に伝えられる

●代表的な聴覚検査

　聴覚に異常が生じると、難聴を生じます。難聴の程度や範囲などを評価する検査が「純音聴力検査（図3）」であり、最も基本的な聴力検査です。

　その他、鼓膜の可動性を測定する「ティンパノメトリー」[*1]、言葉の聞き取りを測定する「語音聴力検査」[*2] などがあります。

図3　純音聴覚検査

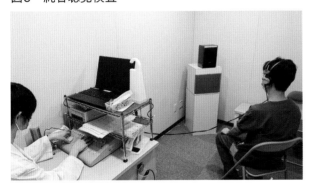

● 装着したヘッドフォンから流れる音を聞き取ってもらうことで、気導聴力・骨導聴力を測定する。オージオメトリーとも呼ばれる

＊1　ティンパノメトリー：中耳の状態を調べる検査。器械を耳の穴に密着させ、気圧が変化した際に鼓膜がどの程度動くのかを調べる
＊2　語音聴力検査：言葉の聞き取りを測定する検査。装着したヘッドフォンから流れる語（「ア」や「イ」など一文字ずつ流れる）を記録してもらう

平衡覚機能

　平衡覚は、内耳の三半規管と前庭で感知します。

　三半規管で身体の回転運動を、前庭で直線運動を感知し、その情報を前庭神経から脳に伝えます。そして脳は、半規管と前庭からの平衡覚情報を、眼からの視覚情報や身体の深部覚情報と統合し、身体の平衡を保っています（図4）。

●平衡検査

　平衡覚に異常が生じると、めまいが生じます。その場合、眼振が出現します。眼振の種類や強さ、どのような条件で出現するかを記録する「眼振検査（図5）」は、平衡機能の最も基本的な検査です。眼振検査により、原因が内耳にあるのか、脳など内耳以外の部位にあるかを判別できる場合があります。

　その他、開眼と閉眼で身体の重心の変化を記録する「重心動揺検査」[*3] などがあります。

代表的な疾患

　聴覚に異常を生じると、難聴を生じます。難聴は、耳閉感や耳鳴を伴うことがあります。

　→例：突発性難聴や先天性難聴、老人性難聴など

　平衡覚に異常が生じると、めまいやふらつきを生じます。

　→例：良性発作性頭位めまい症、メニエール病、前庭神経炎など

　その他、炎症性疾患や腫瘍性疾患などがあります。

　→例：急性外耳道炎、急性中耳炎、滲出性中耳炎、外耳道がんなど

[*3]　重心動揺検査：検査台のうえで直立姿勢をとり、開眼・閉眼時にどのように重心が動揺するかを調べる検査

図4　身体の平衡を保つしくみ

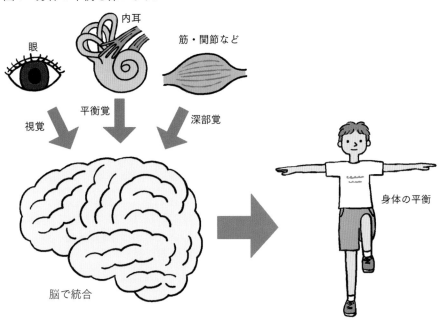

- 脳は内耳からの平衡覚情報（回転運動や直線運動）を、眼からの視覚情報や身体からの深部覚情報と統合し処理することで身体の平衡を保っている

図5　頭位眼振検査

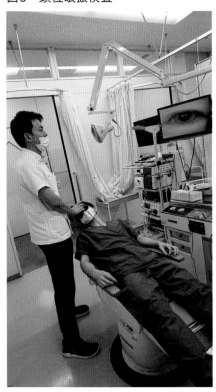

- フレンツェル眼鏡をかけ、首をさまざまな位置へ動かし、眼振の有無を観察する検査

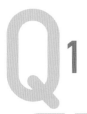

Q1 伝音難聴と感音難聴は、何が違うの？

伝音難聴は外耳－中耳、
感音難聴は内耳－神経の障害です。

医師
伊藤真人

難聴のタイプは「障害部位」によって分かれる

聴覚中継路は、外耳、中耳、内耳、聴神経、中枢聴覚路の5パートからなります。このうち、外耳、中耳、内耳は聴器と呼ばれ、大部分が側頭骨の中に包埋されています。

外耳－中耳の「空気の振動である音を骨の振動に変換して、内耳まで伝える部分の障害」で起こるのが伝音難聴です。

一方、内耳－神経の「内耳まで届いた骨の振動を神経インパルス（活動電位）に変換して脳に伝える部分の障害」で起こるのが感音難聴です（表1）。

なお、伝音難聴と感音難聴の2つの難聴が複合している混合難聴もあります。

どちらのタイプも手術による治療が可能（図1）

■伝音難聴の治療法

伝音難聴は、耳小骨の離断や固着などの物理的障害による難聴です。そのため、鼓室形成術やアブミ骨手術（耳硬化症の場合）などの中耳手術が有効です（→p.19 Q8）。

伝音難聴をきたす疾患の多くは、進行すると感音難聴を合併し、混合難聴となってしまいます。そのため、進行する前に、手術によって聴力改善と悪化の進行を抑えることも大切です。

■感音難聴の治療

感音難聴のうち、内耳に原因があるものを

表1　難聴の種類と主な原因

伝音難聴		● 外耳疾患：外耳道閉鎖、耳垢塞栓症など ● 中耳疾患：各種の中耳炎、耳硬化症、中耳形成異常など
感音難聴	内耳性難聴	● 内耳疾患：内耳炎、内耳形成異常など
	後迷路性難聴	● 神経疾患 ● 末梢神経性難聴：聴神経腫瘍など ● 中枢神経性難聴：失語症など
混合難聴		● 中耳炎・耳硬化症の内耳波及など

図1　タイプによる難聴の治療法

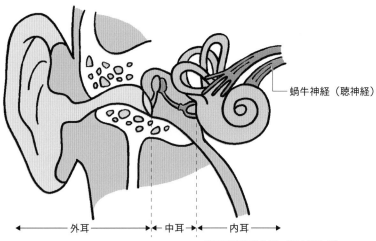

伝音難聴（中耳、内耳）
● 補聴器
● 手術：鼓室形成術、アブミ骨手術

蝸牛神経（聴神経）

外耳　　中耳　　内耳

感音難聴（内耳、聴神経など）
● 補聴器
● 薬物療法：ステロイド、ビタミン剤など
● 手術：埋込型補聴器、人工内耳埋め込み術

内耳性難聴といいます。感音難聴の多くがこのタイプです。かつては保存的薬物治療しかありませんでしたが、人工内耳手術や埋め込み型補聴器手術が有効です。

　なお、内耳が原因ではないタイプの難聴を、後迷路性難聴といいます。後迷路性難聴は、聴神経−脳に原因があって生じます。

参考文献
1）　伊藤真人：子どもの中耳炎の診断と治療：特に手術適応について．耳鼻咽喉科展望2017；60（2）：62-68.

Q2　オージオ検査ってどんな検査？正常値の読み方は？

患者の自覚的な聴力を測定する検査です。20dBもしくは25dB以下が正常値とされています。

医師
田中康広

オージオ検査は「聴力」を測定する検査

オージオ検査は、一般に聴力検査と呼ばれています。オージオメーターを用いて患者の聴力を測定する自覚的聴力検査です（図1）。

■検査の方法

被験者にヘッドホンを装着させ、音が聞こえ始めたら手元のボタンを押し、音が聞こえなくなったら手を離してもらう検査です。通常7つの周波数（125Hz、250Hz、500Hz、1,000Hz、2,000Hz、4,000Hz、8,000Hz）それぞれの「聞こえる閾値」を測定します。

相対的な音の強さ（音圧）は、dBという単位を用いて表します。検査が正しく行われたか、意図的に操作されていないか（詐聴ではないか）、再現性はあるかを確認するため、同じ周波数で3回程度の再検を行います。

■オージオ検査でわかること

オージオ検査では気導聴力と骨導聴力を測定して難聴の種類（伝音難聴、感音難聴、混合難聴）を鑑別することにより、難聴の原因が推測できます。骨導聴力は、気導聴力と異なり、骨導受話器を乳突部にあてて検査音を入力します。

気導聴力で調べるのは「外耳道から入力された音」、骨導聴力で調べるのは外耳道を介さず「頭蓋骨を通して内耳に入力された音」の閾値です。

検査の結果を記したものがオージオグラムです。気導閾値は、右耳が「○」、左耳が「×」で記されます。骨導閾値は、右耳は「⊏」、左耳は左が開いたカギ括弧「⊐」で記されます（図2）。

聴力の正常値はまだ明確になっていない

難聴の程度は、平均聴力レベルによって分類されます。平均聴力レベルとは500Hz、1,000Hz、2,000Hzの純音聴力レベルの平均値を求めたものです。

WHOは、平均聴力レベルによって、難聴を軽度難聴（26～40dB）、中等度難聴（41～60dB）、高度難聴（61～80dB）、重度難聴（81dB以上）に分類しています。つまり、WHOの難聴の程度分類では、平均聴力レベルによる正常値は25dB以下となります。

なお、日本においては軽度難聴を21～40dBとする成書が存在します[1]。また、周波数に関係なく、一律に20dBまでを正常範囲としている基準もあり、正常値に関しては一定の見解が得られていません。そのため、20dBもしくは25dB以下を正常値として覚えておくとよいと思います。

図1　オージオ検査

気導聴力

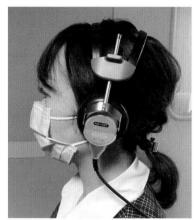

骨導聴力

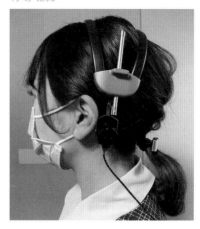

● 気導聴力はヘッドフォンを耳に、骨導聴力は骨導受話器を乳突起部に当てて測定する
※写真はモデル

図2　オージオグラム

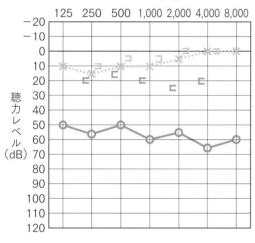

左耳は気導閾値（✕）および骨導閾値（⊐）とも全周波数で15dB以下を示し、正常といえる

右耳の骨導閾値（⊏）は20dB前後、気導閾値（◎）は50～65dBを示し、右伝音難聴を認める

引用文献
1）切替一郎：Ⅰ. 耳科学・神経耳科学　耳科学の歴史 総論 第4章 耳疾患の一般症状. 野村恭也監修, 加我君孝編, 新耳鼻咽喉科学 第11版, 南山堂, 東京 2013：56-57.

Q3　急性感音難聴って、どんな疾患?

急激に感音難聴を発症する疾患群です。突発性難聴、メニエール病、急性低音障害型感音難聴など、さまざまな疾患が原因となります。

医師

上野真史
新田清一

原因疾患はさまざま

急性感音難聴は、片側・両側を問わず、急激に感音難聴を発症する疾患群です。

急性感音難聴をきたす原因疾患は、多岐にわたります[1]（表1）。代表的な原因疾患を以下にまとめます[2]。

突発性難聴

突発性難聴は代表的な急性感音難聴です。「突然発症」「高度感音難聴」「原因不明」が特徴で、他の急性感音難聴をきたす疾患が除外され、原因が不明である場合に、突発性難聴と診断されます。

ステロイド製剤の全身投与が標準治療とされ、約1/3の例が治癒、約1/3の例は部分回復、残りの約1/3は不変となります。

メニエール病

メニエール病は、めまい発作と難聴の悪化・軽快を繰り返す疾患です。急性増悪の際は、急性感音難聴を起こします。原因は不明ですが、内耳の循環障害による浮腫（内リンパ水腫）の関与が疑われています。

治療の基本は、発症の誘因となるような精神的ストレスや疲労の回避です。

有効性が証明された治療薬は存在しません

表1　急性感音難聴をきたす主な疾患

- 突発性難聴
- メニエール病
- 急性低音障害型感音難聴
- ムンプス難聴
- 急性音響性聴器障害
- 外リンパ瘻
- 薬剤性難聴
- 自己免疫性内耳障害　など

が、内リンパ水腫に対し、浸透圧利尿薬やATP（アデノシン3リン酸）製剤、ビタミン剤を用いることが多いです。重症例や改善が乏しい例に対しては、ステロイド製剤の投与が検討される場合もあります。

急性低音障害型感音難聴

急性低音障害型感音難聴は、低音域に限局した感音難聴を突発性に生じる疾患です。突発性難聴との違いは「低音域に限局していること」と「再発・反復する例があること」です。

ストレスや睡眠不足が発症の誘因として多いことや、内リンパ水腫の関与が疑われていること、メニエール病に移行する場合があることから、メニエール病との関連が疑われて

います。

治療はメニエール病と同様になりますが、発症の誘因となったストレスや睡眠不足が解消されると高率に自然治癒し、突発性難聴に比較すると治癒しやすいです。

■ その他

外リンパ瘻、急性音響性聴器障害、ムンプス難聴なども、急性感音難聴の原因となります。

外リンパ瘻は、外傷や医療行為などによって、内耳に瘻孔が形成される疾患です。

急性音響性聴器障害は、銃火器の爆発音や、ライブハウスの強大音を聞くことによって生じる難聴です。

ムンプス難聴は、流行性耳下腺炎（おたふくかぜ）の原因ウイルスであるムンプスウイルスに感染することにより発症します。

引用文献
1) 一般社団法人日本聴覚医学会：急性感音難聴 診療の手引き. 金原出版, 東京, 2018：10-13.
2) 野口佳裕：急性感音難聴の診断と治療. 日耳鼻 2020；123：71-77.

Column　ステロイド製剤の鼓室内投与について

急性感音難聴に対するステロイド製剤の投与法は、内服もしくは点滴による全身投与が標準となっています。

しかし、近年、注射針を用いて鼓膜を穿刺し、鼓室内に直接ステロイド製剤を投与する「鼓室内投与」が注目されています（図）。鼓室内投与の利点は、全身投与と比較して薬剤がより高濃度に内耳へ移行することと、全身での副作用が生じないこととされています。しかし、鼓膜穿刺に伴う鼓膜穿孔が約1割の症例で生じるため、注意が必要です。

鼓室内投与の有効性についても報告されておりますが、全身投与との比較などについては、いまだ一定の見解が得られていません。よって、現在は全身投与で聴力が改善しなかった場合の追加治療として位置づけられていることが多いです。初期治療だけでなく追加治療としての有効性について、今後の臨床研究結果が期待されます。　　　　　　　　　　　　　　　　　　　　（上野真史）

図　鼓室内投与の概要

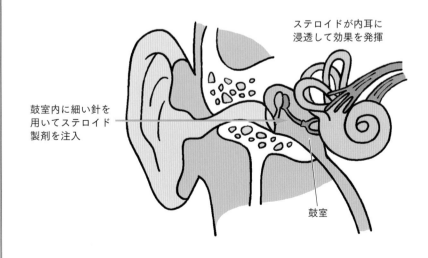

ステロイドが内耳に浸透して効果を発揮

鼓室内に細い針を用いてステロイド製剤を注入

鼓室

Q4 急性感音難聴の患者に ステロイドを用いるのは、なぜ?

ステロイド製剤には、内耳障害の進行を抑える効果があるからです。ただし、短期間の投与でも、さまざまな副作用が起こりうるため、注意が必要です。

医 師

上野真史
新田清一

ステロイド製剤は循環障害や炎症を抑制する

　急性感音難聴の原因は多岐にわたり、原因が不明な場合も多いです（➡p.10 Q3 ）。しかし、原因はどうであれ、内耳が傷害され難聴に至る過程で「循環障害や炎症が起きてい

る」という点は共通するとされています[1]。

　動物実験などにより、ステロイド製剤は、内耳の炎症に対する抗炎症作用、循環障害に対して血流を増加させる作用があることが報告[1]されています。そのため、急性感音難聴において、内耳で起きている循環障害や炎症を抑えることで、内耳障害すなわち「難聴

図1　ステロイド製剤を投与する目的

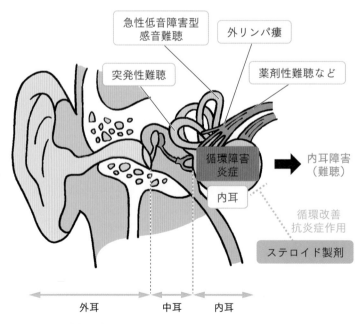

● ステロイド製剤は急性感音難聴による内耳障害の進行を抑える目的で投与される

表1　ステロイド製剤の代表的な副作用

短期間の投与でも注意すべき	長期間投与の際に特に注意すべき
● 糖尿病 ● 高血圧 ● 消化性潰瘍 ● 易感染状態　など	● 骨粗鬆症 ● B型肝炎再活性化 ● 精神疾患の悪化 ● 血栓塞栓症 ● 緑内障 ● 白内障　など

の進行」を抑える効果が期待され、急性感音難聴における標準的治療とされています（図1）。

ステロイド製剤使用時は副作用の予防・対処が重要

ステロイド製剤は、さまざまな効果が期待できる薬剤ですが、副作用が多く、それぞれの副作用に対する予防と対処が必要になります。

急性感音難聴のように、短期間の投与でも起こり得る代表的な副作用は、糖尿病の血糖コントロールの悪化、血圧の上昇、消化性潰瘍などです。

特に糖尿病患者では注意が必要です。血糖コントロールが悪化すると血糖の変動が大きくなってしまうため、糖尿病患者に対しステロイド製剤を投与する際は、入院し、糖尿病内科の併診のうえ投与を行う施設もあります。

また、ステロイド製剤を使用すると免疫が低下し、感染症のリスクが高まります。そのため、高齢者など感染リスクの高い患者は要注意です（表1）。

引用文献
1）　和田哲郎：感音難聴の診断と治療 —治療について—．日耳鼻2018；121：1146-1151.

Q5 突発性難聴で高圧酸素療法を行うのは、どんなとき？

A 発症1〜2週の高度難聴では、高圧酸素療法の併用が望ましいとされています。

医師
深美　悟

突発性難聴（SD）の治療は早期開始が最も重要

急性感音難聴のうち、原因不明で突然発症する「発症時刻が明白な一側高度感音難聴」を、突発性難聴（suddenly deafness：SD）と呼びます。

治療は、安静に加え、薬剤による治療（ビタミンB$_{12}$製剤、ATP製剤、副腎皮質ホルモンの点滴静注や内服治療）が行われます。

一部の施設では、高圧酸素療法（hyperbaric oxygen therapy：HBO）の併用が行われます。発症後1か月を超えると治療効果が乏しく、治療時期はなるべく早期（1〜2週以内）が望ましいです。

HBO（高圧酸素療法）の効果は絶対的ではない[1, 2]

HBOは、高気圧環境下で高分圧の酸素を負荷し、局部の低酸素部位の組織へ強力に酸素を拡散させ、低酸素状態の組織を救済する治療法です。

HBOの適応疾患を表1に示します。SDも適応疾患の1つです。

■HBOの実際

HBOの治療装置には、1人用と多人数用（チェンバー型）があります。多くの場合、

表1　HBOの適応疾患

- 突発性難聴（SD）
- 空気塞栓症
- 急性一酸化炭素中毒
- 重症軟部組織感染症
- 急性末梢血管障害（重症熱傷、凍傷、圧挫減症候群など）
- 脳梗塞
- 重症頭部外傷
- 低酸素脳症
- 腸閉塞
- 網膜動脈血栓症
- 難治性皮膚潰瘍

1人用の装置を用います（図1）。

治療回数は「週5回×2クール＝計10回」が原則です（他疾患の治療状況によって異なる）。

通常は、10〜15分かけて装置内の気圧を高め、高気圧状態で約60分治療を行った後、減圧症を予防するために徐々に減圧します。

HBOの合併症は、急性耳管狭窄による耳痛や滲出性中耳炎、副鼻腔の気圧性の疼痛、歯痛、まれに肺胞ブラ破裂による気胸、90分以上の加圧・減圧時間となった際の急性酸素中毒（けいれん、咳、胸痛、呼吸困難）です。

また、高気圧タンク内では、発火源となる

図1　HBOの治療装置（1人用の例）

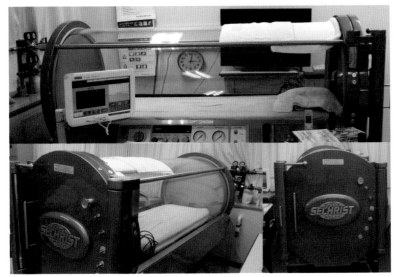

● 大気圧よりも高い気圧環境で、高濃度の酸素を吸入することによって、病態の改善を図る

ライター、カイロ、電子機器の持ち込みは厳禁です。したがって、指示に従えない患者、安静保持困難な患者、閉所恐怖症のある患者、肺気腫など閉塞性肺疾患を有する患者は、治療対象外となります。

■SDに対するHBOの効果

HBO併用の治療効果は一定の見解が得られていませんが、一次治療では高度難聴例、早期治療開始例で効果があります。

また、二次治療（HBOを除く薬物治療で効果のなかった救済的治療）でも、一部の例で聴力改善が認められています。

いずれにせよ、HBOを併用したほうが、聴力改善の可能性が高まりますが、絶対的なものではありません。

参考文献
1) Appaix A, Demard F. Hyperbaric oxygenotherapy and sudden perceptive deafness. *Rev Laryngol Otol Rhinol*（Bord）1970；91：951-972.
2) 柳田則之，三宅弘：突発性難聴の治療―高気圧酸素を主体として―．耳鼻 1978；24：28-42.

Q6 突発性難聴の治療開始は、発症何日以内がいいの？

A 発症7日以内に標準治療を開始することが推奨されています。

医 師
鈴木法臣

早期に治療を開始すると聴力予後がよい

■標準治療は「ステロイド製剤の全身投与」

　突発性難聴に対する標準治療として、世界中で広く行われているのは、ステロイド製剤の全身投与です。明確なエビデンスはいまだ確立されていませんが、疫学調査の結果[1]では、8割以上の症例で行われています。

　発症7日以内に治療を開始すると、有意に聴力予後がよいことが報告されています。一方で、発症24時間以内に治療を開始した群と、7日以内に治療を開始した群とでの治療成績に有意差はないとの報告[1]もあります。

　ステロイド製剤の全身投与は発症2週間以内が推奨されています。

■高圧酸素療法とステロイド製剤の鼓室内投与

　高気圧酸素療法は、突発性難聴の病態の1つとして考えられている内耳循環障害に対し、血液中の溶存酸素を増やし、障害を緩和する目的で使用されています。発症2週間以内であれば、聴力を有意に改善するという報告もありますが、一定の見解は得られていません。

　ステロイド製剤の鼓室内投与は、初期治療もしくはステロイド製剤の全身投与後の追加治療として行われています（➡ p.11 Column ）。追加治療として行う場合は、発症20日以内が推奨されています。

＊

　なお、発症2週間以上経過しても、2か月以内であれば何らかの治療が試みられる場合が多いですが、発症後何日目までであれば治療効果が期待できるのかに関する明確なエビデンスは、今のところありません。

引用文献
1) 日本聴覚医学会編：突発性難聴. 急性感音難聴診療の手引き2018年版, 金原出版, 東京, 2018：38-64.

Q7 鼓室形成術後、耳を包帯で圧迫するのはなぜ？

A 術後血腫を予防するためです。耳包帯を行うことで、切開縫合部を確実に圧迫することができます。

医師
深美 悟

皮下の組織片を採取して鼓室形成を行う

■皮膚切開の方法は2種類

鼓室形成術の皮膚切開法には、以下の2種類があります。

①**耳内法**：耳輪脚の耳介付着線に沿った耳前部に縦切開を行い、外耳道軟骨・骨部境界部に管状切開を加える方法

②**耳後法**：耳介後部の耳介付着線から5mmの部位に弧状切開を加える方法（図1-**A**）

■術後血腫のリスクが高い

鼓室形成術では、皮膚切開後に皮下組織を剝離し、鼓膜形成や外耳道皮膚の形成を行うために、組織片（皮下の結合組織や側頭筋筋膜）を採取する必要があります。

鼓室形成（図1-**B**）を終えたら、切開部の骨膜・結合組織・皮膚縫合（図1-**C**）を行います。耳内には軟膏ガーゼを挿入し、耳内タンポンを行います。

組織片の採取後には出血部位の電気凝固を施行し、止血確認を行います。しかし、それ

図1 耳後法による鼓室形成術の実際

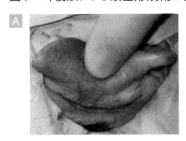

A
●耳後部を切開する

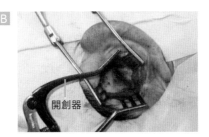

B
開創器
●開創器をかけ、鼓室形成術を施行する

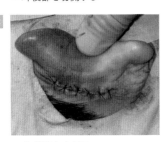

C
●皮膚縫合を行う

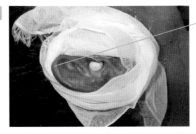

D
耳輪
●耳介周囲を数枚のガーゼで巻いていく

図2　耳包帯による圧迫

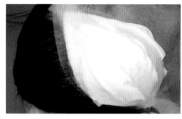

● 4つ折ガーゼで覆い、巾着型になるようにテープで固定する
● ガーゼを覆うように伸縮包帯を巻き、圧迫をかける

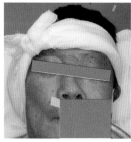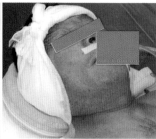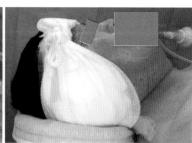

だけでは皮下に死腔ができ、皮下組織・筋層からの滲出液や小血管からの血液の貯留や、再出血が生じる可能性があります。

　術後血腫を予防するためには、切開部の圧迫が必要です。しかし、耳介は聳立している（しょうりつ）ため、圧迫ガーゼが容易にずれてしまいます。そのため、筆者の施設では、30cm²ガーゼを対角に伸ばし、耳介を取り巻くように何枚か重ね合わせ、耳介の耳輪の高さまでとしています（図1-D）。

耳包帯による圧迫は術後3日間継続する

　筆者の施設で行っている耳包帯による圧迫の方法を以下に示します。

①耳介に巻いたガーゼを、四つ折りにした30cm²ガーゼで覆う（両端が巾着型になるようにするのがポイント）
②術側の前額部（眉毛外側の上方）から側頸部にかけて、数枚で巾着型にテーピングする（図2-A）
③対側耳介上部を中心に、巾着型ガーゼを覆うように伸縮包帯を巻く（図2-B）（術後は術側を下にしないように指導するが、患者の寝方によっては圧迫ガーゼがずれてしまうため）

　筆者の施設では、耳包帯による圧迫は術後3日間行っています。耳包帯を行うことで、圧迫ガーゼのずれが少なくなり、切開縫合部を確実に圧迫することができます。

Q8 鼓室形成術の翌日に骨導検査を実施するのはなぜ？

手術時の操作によって、内耳障害に伴う感音難聴が出現していないか、確認するためです。

医師
田中康広

骨導検査は「内耳障害を疑う」場合に行う

鼓室形成術は、慢性穿孔性中耳炎や真珠腫性中耳炎などに対して、伝音難聴を改善する目的で行われる手術方法です。伝音難聴の改善と同時に、鼓室内へ進展する真珠腫や慢性的な炎症によって生じた肉芽病変などの清掃を行います。

真珠腫性中耳炎（真珠腫がアブミ骨周囲へ進展した場合）では、アブミ骨から真珠腫上皮を摘出する際、不適切な剝離操作によって内耳障害をきたすことがあります。また、外側半規管をはじめとする半規管瘻孔もしばしば認められる合併症であり、真珠腫上皮の剝離に伴う鉗子操作や瘻孔部周辺の吸引などによって内耳障害を生じることもあります[1]。

内耳障害の症状には、めまいや耳鳴、感音難聴などがあり、障害の程度が強いと聾に至ります（図1）。そのため、術中に内耳障害に伴う感音難聴の発症が疑われた場合には、術後翌日に骨導閾値を確認するため骨導検査を実施する必要があります。

なお、術後翌日の骨導検査は、全例に対して行うわけではありません。真珠腫性中耳炎とは異なり、慢性穿孔性中耳炎の術後患者に対して行うのは、きわめてまれです。あくまでも耳小骨に過度な負荷がかかるなど「術中に内耳障害の発症が疑われた」場合に行われます。

図1　術後の骨導検査

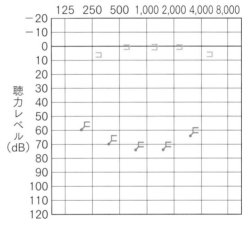

周波数（Hz）

- 右耳の術後で骨導閾値（ロ）が聾を示している
- ここでは、対比するため左耳の骨導閾値（コ）も記録したが、通常は術側のみ骨導検査を行う

骨導検査で異常を認めた場合の対応

術前の純音聴力検査の「骨導閾値」と比較して、感音難聴の進行の有無を確認します。

もし、感音難聴の進行を認める場合には、早期のステロイド製剤の全身投与、状況によっては外リンパ瘻の有無の確認や、内耳窓閉鎖術などの手術が早急に必要となります。

引用文献
1) 阪上雅史, 小笠原寛, 野出美知子 他：中耳手術後高度感音難聴をきたした症例の検討. 日耳鼻 1997；100：740-746.

Q9 術後のガーゼ抜去は、なぜ退院日に行うの？

A 多くの場合、ガーゼ抜去は手術の約1週間後に行います。それが退院日に重なることが多いだけです。

医師
田中康広

術後のガーゼパッキングは重要な役割をもつ

　鼓室形成術後は、通常、耳内にガーゼを挿入し、外耳道のパッキングを行います（図1）。外耳道のパッキングは、①外耳道の形態維持、②圧迫と固定、③排液・排膿などを目的として行います[1]。

　慢性穿孔性中耳炎の場合、穿孔を閉鎖するために使用した移植材料（側頭筋膜や結合組織など）がずれないよう目的とする位置に固定するため、外耳道のパッキングを行います。移植材料がずれてしまうと再穿孔をきたす可能性があるため、注意が必要です。

　鼓室形成術では、外耳道皮膚を外耳道後壁骨からいったん剥離します。そのため、術後、剥離した皮膚が骨と接着し、外耳道としての形態を維持できるよう、外耳道皮膚を圧迫するという目的もあります。

■短期入院の場合は外来で抜去することも

　外耳道をパッキングするガーゼは、術後約1週間で抜去することが多く、そのため必然的に退院当日にガーゼ抜去するケースが多くなります。

　しかし、最近では患者のニーズや診療群分類包括評価（diagnosis procedure combination：DPC）の問題により、短期間の入院と

図1　ガーゼパッキング

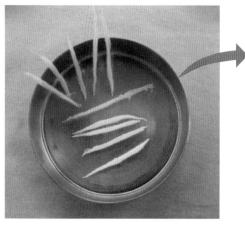

● 鼻鏡で外耳道を広げ、耳内へ、丸めたこより状のガーゼを挿入する

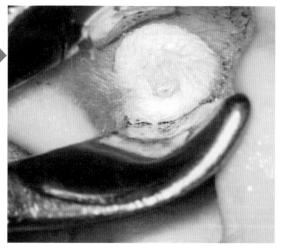

なるケースが増えており、必ずしも退院当日にパッキングしたガーゼを抜くわけではなくなっています。短期間入院の患者の場合には、外来の診察時にガーゼを抜去します。

パッキング資材も進化している

最近では、外耳道をパッキングする資材として、高吸収ポリビニルアセタールを使用した医療用スポンジ（アイヴァロン® イヤーウィック）やキチン創傷被覆保護材（ベスキチン®）などが創傷治癒を促進する目的で用いられています。各々の資材に応じた抜去時期を医師に確認しましょう。

文献
1) 大島渉：タンポン資材と詰め方．術後の局所処置．村上泰監修，イラスト手術手技のコツ 耳鼻咽喉科・頭頸部外科，耳・鼻編 改訂第2版．東京医学社，東京，2003：171-172.

Column 鼓室形成術の術後合併症

鼓室形成術では、手術に伴い、内耳障害の他にもさまざまな合併症を生じることがあります。頻度の高い合併症として、鼓索神経の損傷による味覚障害が挙げられます。術後に味覚障害を生じると、食思不振となり、摂食量が減少するため、患者の摂食量に注意を払う必要があります。

また、頻度は高くないものの重篤な合併症として、顔面神経麻痺を認めることもあります。顔面神経麻痺は、真珠腫を摘出する際、顔面神経を損傷した場合に出現します。完全麻痺となることもあるため、術後は患者の表情を注意深く観察することが大切です。口角の下垂や閉眼困難、流涙などの所見を認めた場合は、顔面神経麻痺を疑って対応します。

いずれにせよ、味覚障害や顔面神経麻痺などの合併症を認めた場合には、早急な対応が必要となります。担当医へすみやかに連絡し、指示を待つようにしましょう。

（田中康広）

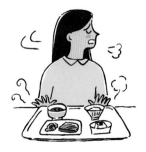
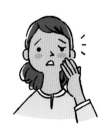

● 顔面神経麻痺では、瞼の開閉がしづらい、口を閉じられないなどの症状が起こる

Q10 いわゆる「耳そうじ」の正しい方法・頻度は？

耳の入口までを、綿棒または耳かき棒で優しく撫でる程度の力で、週1回〜月1回程度行えば十分です。

医師
鈴木法臣

耳そうじは「やりすぎない」ことが重要

耳垢にはIgAやリゾチームによる抗菌作用などの生理活性があることが知られており、外耳道を保護する作用があります。

また、外耳道の自浄作用により、鼓膜や外耳道の上皮は、外耳道入口部に移動しながら自然に排出されるようになっています。そのため耳鼻咽喉科では、無理をする必要はなく、やりすぎないことが望ましいと考えています。

耳そうじの「正しい作法」

力を込めて耳垢を取ったり、耳垢が取れないからといって綿棒や耳かきを奥まで入れたりするのは控えるべきです。皮膚や耳の内部

を傷つけてしまう可能性があります。自分で行う耳そうじは、耳の入口で十分です。綿棒の線がついているところまでを入れる程度にしましょう。

耳垢のたまりやすい成人や乳幼児は、週に1回程度、ローションやクリームを綿棒につけて耳そうじを行ってください。ゴシゴシする必要はありません。優しく撫でる程度の力で行ってください。

耳かき棒は、耳かき専用のものであれば大丈夫ですが、固すぎるもの、耳を傷つけそうなものは避けてください。耳垢が気にならない人は、月に1回程度でよいでしょう。

硬い耳垢は耳鼻咽喉科で除去

耳鼻咽喉科医は、顕微鏡下に耳鏡・耳用鉗

図1　耳垢除去に用いる物品

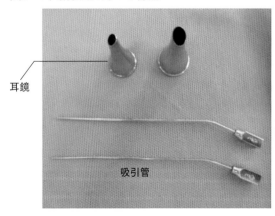
耳鏡
吸引管

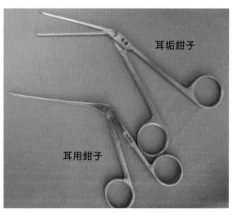
耳垢鉗子
耳用鉗子

子・吸引管などを用いて、明視下に耳垢除去を行います（図1）。

浅い部分の耳垢でも、硬い場合は無理せず耳鼻咽喉科へ相談してください。炎症性疾患を合併する場合や、小児で暴れて処置が難しい場合も同様です。

耳垢が硬く、外耳道と癒着がある場合は、耳垢を柔らかくする耳垢水などを用います。

耳垢水（ジオクチルソジウムスルホサクシネート製剤）は、外耳道内の皮膚表面にある耳垢に直接作用し、軟化を促進させる効果をもっています。

癒着した耳垢を無理に除去すると、外耳道の皮膚も一緒に剥がれて出血・疼痛などを生じる可能性があるため注意が必要です。

文献
1) 大場俊彦：Q1 父がいつも耳かきで耳をかいています。大丈夫でしょうか？　耳喉頭頸2018；90：2-3.
2) 土橋奈々：耳垢. 小児内科2019；51：1365-1368.

Column　耳垢除去時の看護のポイント

　耳鼻科医によって、耳垢除去のスタイルは異なります。しかし、多くの耳鼻科医は、耳垢を除去する際、「耳鏡内で、一度合わせた視野からできるだけ目を離したくない」という思いから、耳鏡内から目を離さず、耳垢を把持した鉗子を補助についてもらっている看護師に差し出すことがあります。

　その際は、鉗子を受け取らず、鉗子に付着している耳垢をガーゼなどで拭き取るようにすると、そのまま耳内処置に戻れるため、スムーズに進みます。本来ならば「耳垢だけ取ってください」と耳鼻科医が一言添えればよいのですが、無言で鉗子だけを差し出される場合もあると思います（筆者は実際に目にしたことがあります）。

　また、小児など、処置中の安静をひとりで保つことが難しい患者に対して処置を行う際は、忙しくても、補助の人数を増やすことをためらわないほうがよいと考えます。処置に慣れた保護者が手伝ってくれる（例えば、診察台で患者の後ろに保護者が座り、保護者の足と手で患者の足と手を抱え込んで固定する、看護師は患者の頭を固定する、など）ことで解決することもあります。しかし、保護者が患者を固定することに抵抗があると、固定が不十分となり、処置時の安静が保たれずに耳内を損傷してしまう場合もあります。あるいは、現在は「保護者に手伝わせること自体が不適切」という考え方もあると思います。

　そのため、看護師一人の補助では処置が困難と予測される場合は、外来が混んでいて忙しい場合でも、複数の補助が必要である事情を説明し、準備が整うまで待っていただくことをお勧めします。

（鈴木法臣）

Q11 難聴患者とのコミュニケーション、どう工夫する？

A メガホンや集音器などの機器の使用を推奨します。それでも無理な場合には、筆談が必要です。

医師
深美　悟

両側難聴の場合は何らかの工夫が必要

耳から入った音は、中耳・内耳・脳の聴皮質に伝達されます（→p.2 ここだけは）。難聴は、この聴覚伝導路のどこかに障害が生じて聞こえにくくなった状態です。

難聴の程度は、純音聴力検査により評価されます（表1）。難聴の程度が悪くなるほど、医療現場において説明の際の聞き逃しや聞き間違いのために思わぬトラブルが起こりかねません。

なお、片側の難聴では、対側の難聴がない限り、聴覚コミュニケーション障害は生じません。聴覚コミュニケーション障害が生じるのは、両側難聴の場合です。

「話し方の工夫」も重要

どちらの耳の聞こえがよいかを確認した後に、まず、大きな声でゆっくり、はっきりと話してみましょう。可能であれば、マスクを外して、口の動きを見せることが望ましいです。

次に、耳元に近づいて話してみてください。

現在、コロナ禍でマスク装着が必須な時代です。しかし、難聴患者に口の動きを見せることは重要です。口元が見えるマスクの普及が急がれます。

活用できる物品の例

活用できる物品として、メガホンやトランペット型集音器、簡易型の電気式集音器などがあります（図1）。

表1　難聴の程度分類

難聴の分類	聴力検査の結果	状態
軽度	25dB以上40dB未満	小さな声や騒音下での会話の聞き取り困難
中等度	40dB以上70dB未満	普通の大きさの声の会話の聞き取り困難
高度	70dB以上90dB未満	非常に大きい声か補聴器を用いないと会話が聞こえない
重度	90dB以上	補聴器でも聞き取れない

日本聴覚医学会 難聴対策委員会：難聴（聴覚障害）の程度分類について．https://audiology-japan.jp/cp-bin/wordpress/audiology-japan/wp-content/uploads/2014/12/a1360e77a580a13ce7e259a406858656.pdf［2021.3.29アクセス］．より引用

図1　活用できる物品（例）

補聴器 トランペット型

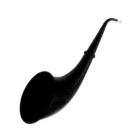

（画像提供：永島医科器械株式会社）

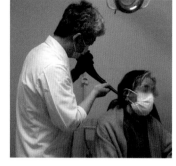

- ラッパ状の「大きな口」のほうから入る音を、耳に入れた「小さな口」から聴く

電気式集音器
（聴六）

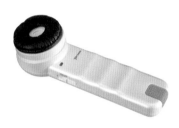

（画像提供：株式会社プリモ）

- クッションのついた部分を耳に押し当てて使用する

助聴器
（もしもしフォン）

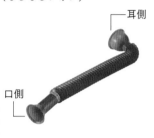

耳側

口側

（画像提供：ピジョン株式会社）

- 会話するときに、耳側を耳に当て、口側から話してもらう

　それでもコミュニケーションがうまくとれない場合には、筆談が必要になります。携帯型のホワイトボードがあると役立ちます。

　気の優しい患者は、聞き取れなくても生返事してしまうことが多いので、重要な事項の説明の場では前述の物品や筆談を併用してください。

Column　新型コロナウイルス感染症と耳鼻科ケア

新型コロナウイルス（SARS-CoV-2）による感染症（COVID-19）が、全世界で猛威をふるっています。

世界累計感染者数は約12,500万人、死者数は約275万人（2021.3.26現在：WHO報告）、わが国でも累計感染者数約46.7万人、死亡者数約9,000人（2021.3.27現在：厚生労働省報告）とされています。

■飛沫感染・接触感染への対策が不可欠

新型コロナウイルスの潜伏期間は1〜14日で、多くの場合、曝露から5日で発症します。感染経路は飛沫感染（くしゃみ・咳嗽からの直接感染、換気不良環境での室内感染）と接触感染（ウイルスの付着したものに触れた手で、口や鼻や目を触ることによる感染）です。

主症状は発熱、全身倦怠感、筋肉痛、呼吸困難で、頭痛、嗅覚・味覚障害がみられることもあります。発熱、鼻汁、咳嗽で発症し、1週間で症状が軽快する患者が多い一方で、肺炎が重症化し、死に至る患者もいます。感冒様症状のみで発熱のない患者や、無症状の患者もいます。

そのため、常に感染者である可能性を考慮して個人防護具（帽子、手袋、サージカルマスク、防御めがね、フェイスシールド、ガウンなど）を装着して、接触感染予防策・飛沫感染予防策を講じる必要があります。なお、エアロゾルが生じやすい状況（気道・気管カニューレ吸引、気管挿管、気管切開）では、N95マスクが推奨されています。

また、医療者が触れるキーボード、マウス、タブレット端末、感染者が触れる周囲環境の清拭消毒を徹底することも必要です。

■感度が高いのはPCR検査やFilmArray®による遺伝子解析

最近、鼻漏のみで発熱のない患者が受診し、その5日後に発熱をきたし、PCR検査で陽性となった例を経験し、「鼻漏のみの症状でも、コロナ感染を否定できない」ことを実感しました。

感染を疑う条件は「上述した症状があり、発症14日以内に感染者との濃厚接触や流行地域への移動があること」ですが、最終的診断は「病原体検査で陽性を証明すること」です。

リアルタイムPCR検査は、検出感度が高いのですが、結果判定までに5時間かかります。しかし、全自動遺伝子解析装置FilmArray®は、判定が50分と早く、感度もPCR法と同等と考えられます。

遺伝子増幅法（LAMP法、TRC法、スマートジーン®、ID NOW™など）は50分と早く結果が得られますが、PCR検査より感度が劣ります。また、抗原検査は30分で判定できますが、より感度が低くなっています。つまり、抗原検査やPCR検査以外の遺伝子増幅法で陰性であっても「感染者ではない」と確実に証明することはできないのです。陰性でも、検体が確実に採取できていないのか、ウイルスがいないから（真の）陰性なのか、ウイルスが少ないから陰性なのか、検査法の感度の問題なのかを熟考することが重要です。

従って、陰性であっても、何の検査を行ったのかを確認することが肝要です。

当院では、手術患者には全例PCR検査を実施しています。他施設で抗原検査や遺伝子増幅法で陰性であってもPCR検査で再確認しています。しかし、PCR検査の結果が待てないような緊急手術では、FilmArray®で陰性であることを確認してから手術を行っています。

（深美　悟）

参考文献
1) 厚生労働省：新型コルナウイルス感染症（COVID-19）病原体検査の指針 第3.1版. https://www.mhlw.go.jp/content/000747986.pdf（2021.3.29アクセス）.
2) 厚生労働省：新型コルナウイルス感染症（COVID-19）診療の手引き 第4.2版. https://www.mhlw.go.jp/content/000742297.pdf（2021.3.29アクセス）.

Part 2

鼻

鼻の機能と代表的な疾患

春名眞一

鼻は、鼻腔と副鼻腔に分けられます。

左右の鼻腔は鼻中隔で敷居され、各鼻腔には上・中・下鼻甲介が突出し、その下に上・中・下鼻道を形成し、鼻腔表面積を拡大しています（図1）。

片側の副鼻腔には、上顎洞・篩骨洞・前頭洞・蝶形骨洞が存在します。各副鼻腔は、鼻道に開口する自然口を経由して、鼻腔と交通をもっています。

鼻の機能

嗅覚、加温・加湿、除塵、共鳴作用があります。

鼻・副鼻腔は、外界と接する最前線「呼吸器」の一部です。ほとんどの部分が線毛機能を有する呼吸粘膜で覆われており、吸気流を加温・加湿して下気道へ流入させる一方で、細菌・ウイルスや異物を後鼻孔方向に排除する役割をはたしています。

嗅覚機能に関与する嗅上皮は、鼻甲介と鼻中隔との間の嗅裂部位に分布しています。におい分子は、嗅粘膜上の嗅線毛でキャッチされ、嗅神経・嗅球を介して

図1　鼻・副鼻腔の構造（右側の例）

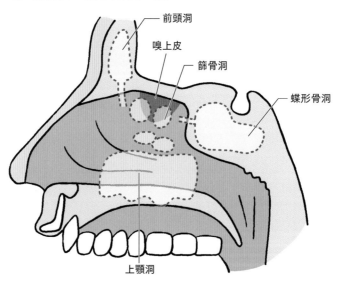

前頭洞
嗅上皮
篩骨洞
蝶形骨洞
上顎洞

嗅覚中枢に伝達されます。

　副鼻腔には共鳴作用があるとされています。

鼻の検査

　代表的な検査を以下にまとめます。

- **内視鏡検査**：鼻腔内腫瘤、膿汁や粘膜腫脹を観察する
- **鼻腔通気度検査**：鼻腔通気の状況を測定する（図2）
- **CT検査**：鼻副鼻腔の病的陰影を描出する
- **鼻汁および血液検査**：アレルギーの状態を把握する（好酸球、RIST［血清総IgE値］、RAST［抗原特異的IgE値］検査）
- **嗅覚機能検査**：嗅覚機能を測定する（T & T olfactometer、アリナミンテスト）
- **細菌培養検査**：細菌を検索する

代表的な疾患

　鼻出血、鼻中隔彎曲症、アレルギー性鼻炎、好酸球増多性鼻炎、鼻茸症、急性・慢性副鼻腔炎、歯性副鼻腔炎、好酸球性副鼻腔炎、副鼻腔嚢胞、副鼻腔真菌症、鼻副鼻腔乳頭腫、鼻副鼻腔悪性腫瘍、眼窩壁骨折、鼻性髄液漏などがあります。

図2　鼻腔通気度検査

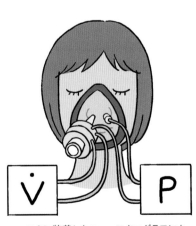

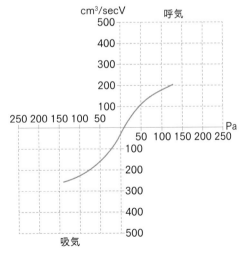

- マスクに装着したニューモタコグラフによって、鼻呼吸の流量を測定する
- Pは圧、Vは気流速度を示す
- 100Paのところの「○cm³/secV」が、鼻腔通気度の値

Q12 術後のパッキング資材には、どんな種類がある?

「抜去が必要かどうか」で大きく2つに分類できます。副鼻腔手術後は、主に抜去が必要な資材を用います。

医師
柏木隆志

よく使われるのは「抜去が必要な資材」

最も代表的なのはガーゼですが、さまざまな資材の開発に伴い、現在、副鼻腔手術後に用いられることは減っています。ガーゼ挿入は、止血・鼻内癒着の防止を目的として行われますが、そのためには鼻内に多くのガーゼを挿入しなければなりません。抜去時の処置に時間がかかるのは、患者に与える苦痛が増すことが要因と考えられており、現在は推奨されていません。

現在、使う機会が増えているのは、水分を吸収することで体積が増大する「医療用スポンジ（メロセル）」です。抜去時の処置にかかる時間を大幅に削減できる資材です。

その他、止血効果・創傷治癒促進効果を併せもつ「二次治癒親水性ゲル化創傷被覆・保護材（アルジサイト銀）」やソーブサンもあります。術後の鼻洗浄により水を吸収して柔らかくなるため、吸引で簡単に除去できるのが特徴です。

筆者の施設では、アルジサイト銀とメロセルを組み合わせて使用することで、術後の止血と鼻内癒着防止に努めています。

「抜去が不要な資材」は鼻出血などに用いる

止血作用のある「酸化セルロース（サージセル）」など、吸収性の素材を用いた資材もあります。しかし、こちらは鼻内癒着防止にはあまり効果がなく、副鼻腔手術後より外来での鼻出血（➡ p.36　Q17）の際などに用いることが多いです。

Q13 術後のパッキング資材を使い分けるのはなぜ？

パッキングの目的を満たしつつ、患者のQOLへの影響を可能な限り少なくするためです。

医師
柏木隆志

術式の伸展に伴い
資材の種類も増えている

現在、鼻内の内視鏡を使った手術（endoscopic sinus surgery：ESS）は、副鼻腔だけでなく眼窩、および頭蓋底などへ適応範囲が拡大してきています。その術式の進展に伴い、さまざまなパッキング資材が開発・応用されています（**表1**）。

パッキングの資材や量は、パッキングの目的（止血、創傷治癒促進、術後鼻内癒着防止）と、術後の患者のQOLを考えて検討します。

■「その患者に合った資材」を選択する

抜去が必要な資材を選択する場合は、抜去時に問題となる痛みや出血が少ない資材を選択することが、患者への利益につながります（➡p.30 Q12 ）。

しかし、患者の疼痛に配慮するあまり、副

表1　鼻内に用いられるパッキング資材

分類		医療材料	商品名	止血効果	創傷治癒促進効果	抗菌効果
抜去が必要な資材	抜去時固形資材	ガーゼ	ゲンタシン®ガーゼ ベスキチン®ガーゼ	△	×	×
		医療用スポンジ	メロセル	△	×	×
		カルボキシメチルセルロース	アクアセル® アクアセルAg®	△ △	○ ○	△ ○
		アルギン酸塩被覆材	カルトスタット® アルゴダーム®	○	○	△
	抜去時流動性資材	アルギン酸塩被覆材	アルジサイト銀 ソーブサン	○	○	△
抜去不要な資材		ゼラチン・トロンビン合剤	フロシール	○	×	×
		酸化セルロース	サージセル	○	×	×
		ゼラチンスポンジ	ゼルフォーム®	○	×	×
		デンプン	バード アリスタ™	○	×	×
		キトサン・デキストラン	開発・研究中	○	○	○

鼻腔術後のパッキングをすべて抜去が不要な資材にするとどうなるでしょうか。抜去不要な資材は「流動性の素材」が多いため、術後鼻内癒着防止の効果に乏しく、長期的にみると術後再発の危険性を増加させてしまう危険性もあります。

すべての状況において最適な資材は、今のところ存在しません。その手術の内容や、術後に重視するべき効果を考慮しながら、その患者に合ったパッキング資材を選択することが重要です。

Part2　鼻①：副鼻腔手術後

Q14 術後のパッキング「したまま」にしないのはなぜ？

固形資材（抜去が必要な資材）の場合、感染により重篤な合併症を引き起こす恐れがあるためです。

医師
柏木隆志

最も危険なのは「トキシックショック症候群（TSS）」

副鼻腔手術後のパッキング資材、特にガーゼや医療用スポンジ（メロセル）などの固形資材を抜去せずに放置すると、感染の温床になります。特に恐ろしい合併症として知られているのが、トキシックショック症候群（Toxic Shock Syndrome：TSS）です。

TSSは、黄色ブドウ球菌が人体へ感染し、毒素を発生することによって引き起こされます。多臓器を障害して致死的となる可能性もある疾患です。特徴的な症状として、高熱やそれに伴う意識障害、激しい筋肉痛や特徴的な発疹が挙げられます。

TSSを疑った場合は、ただちにガーゼパッキングを抜去し、生理食塩水による鼻内の洗浄と適切な輸液、抗菌薬の投与が必要になります。発症頻度は1万人に1～2人とされており、日常診療で目にすることはまれですが、

術後の発熱の遷延などの際はこの疾患を念頭に置き、適切な対応をすることが重要です。

資材の種類によって抜去日も異なる

固形資材（ガーゼ、メロセルなど）は、術後48時間ほどで抜去するのが一般的といわれます。

流動性の資材（アルジサイト銀など）は、術後にやや硬くなっていますが、生理食塩水で洗浄すると、徐々にやわらかくなってきます。そのため、術後1～2週間ほどたつと、簡単に吸引を使って除去することができます。

参考文献
1) Thomas SW, Baird IM, Frazier RD. Toxic shock syndrome following submucous resection and rhinoplasty. *JAMA* 1982；247：2402-2403.
2) 深見雅也，吉川衛，鴻信義，他：副鼻腔手術後に発症したToxic Shock Syndromeの2症例．耳展 1995；38：335-342.

Q15 鼻洗浄をする患者としない患者、違いは何？

A 明確な線引きは難しく、患者ごとに考慮するのが実際です。疾患・状態や患者のコンプライアンスなどから、総合的に判断します。

医師
常見泰弘

感染防止・症状改善が見込める場合は鼻洗浄を行う

■ESS後2～3か月

ESS（内視鏡下鼻内副鼻腔手術）後は、パッキング資材や血液・痂皮がたまるため、積極的に洗浄を行います。術後2～3か月程度までは痂皮が付着するため、洗浄を継続します。

■ESS後3か月以降（好酸球性副鼻腔炎、急性増悪など）

ESS後2～3か月経過すると、痂皮がつかなくなるため、洗浄の必要性はなくなります。

しかし、好酸球性副鼻腔炎の場合は、アレルギー反応を誘発するサイトカインや鼻汁などがたまります。それらの貯留物を除去すると、状態悪化を抑えられると考えられている[1]ため、洗浄を継続する必要があります。

また、細菌感染をきたした患者（急性増悪）では、膿や細菌を除去するため、洗浄を行います。

■アレルギー性鼻炎

保存的治療では改善が乏しく、手術を希望しない患者に対し、鼻洗浄を勧めることがあ

ります。

継続困難・症状改善が見込めない場合は鼻洗浄を行わない

■コンプライアンスが得られない患者

鼻洗浄は、患者自身が実施する手技です（➡p.34 Q16）。そのため、手間やコストを考慮する必要があります。継続することが困難な患者も、少なからずいます。

■症状が落ち着いている患者

ESS後3か月以降の患者の場合、好酸球性副鼻腔炎ではなく、症状が落ち着いているようであれば、洗浄を中止します。

また、アレルギー性鼻炎の患者の場合、保存的治療で症状の改善が得られるようであれば、あまり勧めません。

■ポリープ充満、強い鼻中隔弯曲

鼻閉症状が主訴になると考えられますが、洗浄のみでは改善は難しいと考えます。

引用文献
1) 小林正佳：好酸球性副鼻腔炎に対する手術 ―嗅裂の処理、再手術例への対応を含めて．MB ENT 2018；216：36-46.

2
鼻洗浄

鼻洗浄の開始時期は、どのように決定しているの？

疾患・状態によって、適切な開始時期は異なります。鼻洗浄によって「何を除去するのか」を考えるとわかりやすいです。

医師
常見泰弘

鼻洗浄の目的は「不要なものの物理的な除去」

鼻洗浄は鼻汁、抗原物質、膿、血液、パッキング資材などを物理的に除去することを目的として行います（図1）。

しかし、鼻洗浄のみで、疾患を根治させることや、症状を完全に消失させることは難しく、あくまで補助的な治療の1つととらえることが大切です。そのうえで、それぞれの疾患・状態に合わせ洗浄時期を検討します。

■アレルギー性鼻炎（花粉飛散時期）

アレルギー性鼻炎治療の第一歩は「抗原の除去と回避」です[1]。マスク着用や、部屋・衣類などのこまめな掃除により、抗原を回避・除去します。

アレルギー性鼻炎における鼻洗浄の目的は、鼻内に達した抗原や、分泌された鼻汁などを洗い流すことです。そのため、花粉飛散期、特に外出から帰宅したときに鼻洗浄を行うのが最適といえます。

■ESS（内視鏡下鼻内副鼻腔手術）後

ESS後は、基本的に鼻洗浄を行うようにしています。鼻内には止血・創傷治癒促進のためのパッキング資材（➡p.30 Q12 ）があることに加え、血液・痂皮がたまるため、それらを洗浄する必要があるためです。

術後数日目から鼻洗浄を開始しますが、パッキング資材や血液がなくなった後も、しばらく痂皮がつくため、そのまましばらく継続します。通常は2〜3か月で鼻内は落ち着くため、問題なければ洗浄終了を検討します（図2）。

■ESS後の急性増悪

鼻内の状態が落ち着く2〜3か月以降でも、感冒を契機として一時的な感染（急性増悪）をきたすことがあります。この場合、細菌や膿を除去する目的から、ただちに洗浄を開始します。

場合によっては、内服などの治療を併用しながら、感染が落ち着くまで継続します。

引用文献
1) 鼻アレルギー診療ガイドライン作成委員会：鼻アレルギー診療ガイドライン改訂第8版. ライフ・サイエンス, 東京, 2016：40.

図1　鼻洗浄の方法

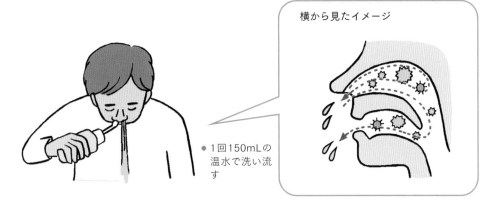

横から見たイメージ

● 1回150mLの温水で洗い流す

図2　ESS術後の経過（例）

術後20日

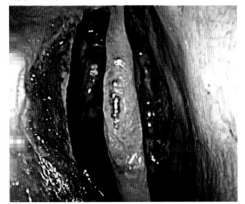

● 痂皮の付着を認める

術後3か月

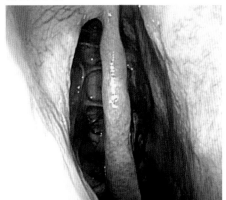

● 粘膜に痂皮は認めない

Q17 鼻出血した場合は、どう対応すればいい?

バイタルサインに留意しながら体位を確保し、鼻翼を圧迫します。止血後は、再出血と貧血に注意してください。

医師
海邊昭子

鼻には多くの血管が走行している

鼻腔内は、多くの血管によって支配されています（図1）。

鼻出血の原因となる疾患はさまざまです（表1）。特発性の鼻出血の場合、血圧変動や物理的な刺激などが加わると、粘膜内の血管が露出し、出血をきたします。症候性の場合は、原因となった場所を特定し、対応する必要があります。

鼻出血時は「圧迫止血」が基本

まず、患者を座位にしてうつむかせ、バイタルサインを確認します。気分不快や血圧低下で座位が取れない場合は側臥位とし、血液を飲ませないようにします。

■鼻翼を指で圧迫する

特発性の鼻出血は、キーゼルバッハ部位（鼻中隔前下方の血管吻合部）が好発部位です。そのため、両側の鼻翼（鼻根部ではありません）を10～15分程度、指でつまんで圧迫します。

ティッシュは詰めてもよいですが、挿入・抜去時に粘膜を傷つけないように注意してください。

■耳鼻咽喉科受診が必要な場合

鼻腔後方の出血、腫瘍性、鼻科手術後の出血などの場合は、圧迫止血だけでは止まらない可能性があるため、耳鼻咽喉科医師による診察が必要です。

その場合は、パッキング（ガーゼ、ベロック・バルーンタンポン）、焼灼術（図2）、動脈切断術、塞栓術などの止血法があります。

止血後の患者指導が重要

止血後は、再出血予防のため、鼻いじり禁止、高血圧予防（低塩食、降圧薬の服用など）、禁煙・禁酒などを指導しましょう。

意識状態や顔面および眼瞼結膜の色の変化が見られる場合は、血液検査で貧血がないか確認します。

図1 鼻腔内を支配する血管

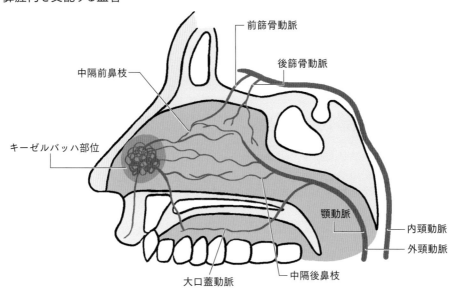

- 前篩骨動脈
- 後篩骨動脈
- 中隔前鼻枝
- キーゼルバッハ部位
- 顎動脈
- 内頸動脈
- 外頸動脈
- 大口蓋動脈
- 中隔後鼻枝

表1 鼻出血の原因

局所的原因	刺激、外傷	指性、外傷、骨折など
	炎症	アレルギー性鼻炎、急性鼻炎、副鼻腔炎など
	腫瘍	血管腫、血管線維腫、乳頭腫、悪性胚瘍など
	鼻中隔疾患	鼻中隔弯曲症、鼻中隔穿孔など
全身的原因	先天異常	オスラー病
	出血性疾患	白血病、血友病、DIC、血小板減少症など
	循環器疾患	高血圧など
	肝臓疾患	肝硬変など
	薬剤性	抗凝固薬、抗血栓薬など
	その他	

中村善久, 鈴木元彦：鼻出血に対する診察. MB ENT 2019；228：1-6. より引用

図2 焼灼術（例）

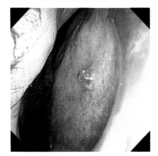

● 写真中央に、右鼻腔粘膜（キーゼルバッハ部位）の露出血管がみえる

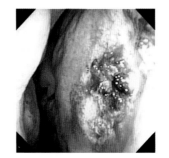

● バイポーラーを使用して、露出血管（写真はキーゼルバッハ部位）を焼灼した

Q18 嗅覚検査の注射を、いつも左上肢にするのはなぜ？

A 注射部位が変わると、アリナミン臭が鼻に到達するまでの経路が変わり、検査結果が変わってしまうからです。

医師
常見泰弘

同一経路でアリナミンを鼻に到達させることが大切

　アリナミンテストは、左肘正中静脈からプロスルチアミン（アリナミン®）注射液を等速度で20秒かけて注入し、アリナミン臭が感知されるまでの時間（潜伏時間）、においを感じはじめてから消失するまでの時間（持続時間）を測定する検査です[1]（表1）。

　注射されたアリナミンが全身をめぐり、鼻に到達することでにおいを感じますが、患者ごとに結果が異なるのは、においを感じ取る能力の差といえます。

鼻までの経路は左右の静脈で異なる

　鼻に到達したアリナミン®をにおいとして感じ取るまでの時間や、どれだけの時間続くかを調べる検査であるため、鼻に到達するまでの時間が変わってしまっては検査として意味がありません。

　注射部位が変わると、鼻にアリナミンが到達するまでの経路が変わるため、検査結果が変わってしまいます。同じ正中静脈であっても、右と左では鼻までの到達経路・時間が異なるため、同部位（左肘正中静脈）から注射する必要があります。

引用文献
1）嗅覚障害診療ガイドライン作成委員会：嗅覚障害診療ガイドライン. 日本鼻科学会会誌2017；56：506-507.

表1　アリナミンテストの注意点

- 「においを感じたとき、においが消えたとき、教えてください」と説明したうえで検査を開始する
- 注射時、一時的に痛みを感じる可能性があることを、事前に説明しておく
- 「アリナミン®F注射液」はにおいの強度を弱めた製品なので、アリナミン検査への使用には適さない
- 翼状針で注射した場合、ルート内に残ったぶんは投与されない（直針と投与量が異なる）

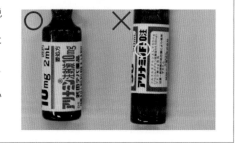

Part 3

咽頭

咽頭の機能と代表的な疾患

金谷洋明

咽頭は、呼吸経路と食物の通過経路が交差する部位です[1]。

解剖学的に、上・中・下咽頭に分けられ（図1）、それぞれ機能や検査の方法が異なります。

咽頭の機能

上咽頭は、鼻腔につづく部位で、吸気の加湿や加温が行われます。口腔で咀嚼された食物塊は、嚥下反射によって中咽頭と下咽頭を経て、食道に送られます。

中咽頭には、リンパ組織である口蓋扁桃（➡p.94 ここだけは ）があり、外界から侵入した微生物を捉えてリンパ球の活性化や抗体産生を行っています。その他、声帯で発せられた振動が咽頭腔で共鳴することにより、母音や子音といったさまざまな音声がつくられます。

下咽頭は、嚥下時にのみ内腔が広がります。そのときに生じた下咽頭内の陰圧によって、食物は気管に入ることなく、スムーズに食道に送られます[2]。

図1　咽頭の構造（側面の図）

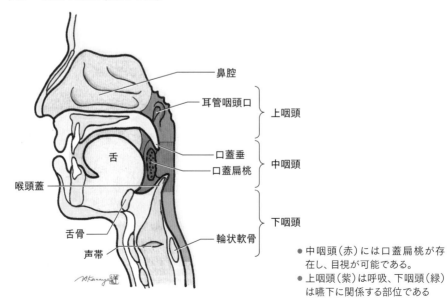

鼻腔
耳管咽頭口
　　　　　　上咽頭
舌
口蓋垂
口蓋扁桃　　中咽頭
喉頭蓋
　　　　　　下咽頭
舌骨
声帯
輪状軟骨

● 中咽頭（赤）には口蓋扁桃が存在し、目視が可能である。
● 上咽頭（紫）は呼吸、下咽頭（緑）は嚥下に関係する部位である

咽頭の検査

　まず、視診を行います。特に中咽頭は、舌圧子を用いて「アー」と発声してもらうと容易に全体を目視できます（図2）。ただし、絞扼反射が起きやすい部位なので、舌圧子の操作は愛護的に行い、診察時は患者に過度な緊張を与えないような対応をとります。

　上咽頭と下咽頭については、耳鼻咽喉科用の細径のファイバースコープでの観察が有用です。鉗子を用いた異物の除去や組織生検も可能です。

代表的な疾患

　咽頭異物、特に魚骨異物（サンマ、ウナギ、アジ、ホッケなど）は比較的多くみられます。

　炎症性疾患としては、急性咽頭炎、急性扁桃炎などがあります。時に、扁桃周囲膿瘍といった重篤なものもみられます（➡p.46 Q21 ）。

　また、特殊なものとして、カンジダ感染症（図3）や咽頭潰瘍などがあります（➡p.44 Q20 ）。

　腫瘍性疾患としては、咽頭がんや悪性リンパ腫があります。

図2　「アー」と発声したときの中咽頭

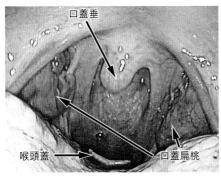

口蓋垂

喉頭蓋　　　　　口蓋扁桃

● 中央に口蓋垂、両側に口蓋扁桃、下方に喉頭蓋の上端がみえる。それぞれの位置関係を理解することが大切

図3　咽頭のカンジダ感染症

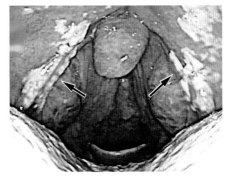

● 不規則な形の純白の付着物（━━▶）を認める

引用文献
1)　兵頭政光，長尾明日香：教育講座 喉頭・咽頭機能とその評価．Jpn J Rehabil Med 2017；54：521-527.
2)　千年俊一：嚥下のメカニズムと嚥下障害．耳鼻咽喉科・頭頸部外科2019；91：910-816.

Q19 咽頭の痛みと関連して、どんな症状が起こりうる?

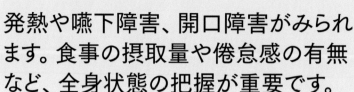

発熱や嚥下障害、開口障害がみられます。食事の摂取量や倦怠感の有無など、全身状態の把握が重要です。

医師
金谷洋明

咽頭痛は自発痛と嚥下痛に分けられる

自発痛として、患者はしばしば「ヒリヒリ」「ジリジリ」という痛みを訴えます。この場合、急性炎症のことが多いです。

一方、嚥下に伴う「ズキン」という痛みは、嚥下運動によって病変部の組織が引っ張られることによって生じます。嚥下痛も急性炎症で自覚されますが、異物や潰瘍性病変によってもみられます（図1）。

咽頭痛の随伴症状は、発熱、嚥下障害、開口障害である

咽頭痛の多くは急性炎症によるもので、ウ

イルス感染や細菌感染が原因です。したがって、発熱が高頻度にみられます。特に、溶血性レンサ球菌への感染では、40℃以上の発熱が生じることも、まれではありません。

咽頭痛が高度の場合は、食物だけでなく唾液の嚥下も困難になります。この場合、患者は独特の"含み声"や"痰が絡まった"ような、不明瞭な発声をします。

開口障害は、炎症が咽頭周囲の開口筋にまで及んでいることを示します。

咽頭以外の病変にも注意する

全身性疾患の症状として、咽頭痛をきたす場合があります。図2は、ベーチェット病の

図1　多発性の小さい潰瘍性病変

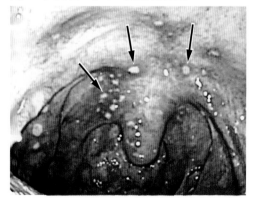

- 何らかのウイルス感染が疑われた症例
- チクチクと刺すような嚥下痛を自覚していた

図2　ベーチェット病による広範な咽頭潰瘍

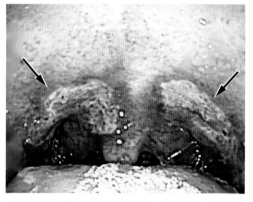

- 全身に多発性の皮膚潰瘍を認め、診断に至った症例
- 咽頭以外の異常所見にも注意することが大切

図3　咽頭痛と関連する症状

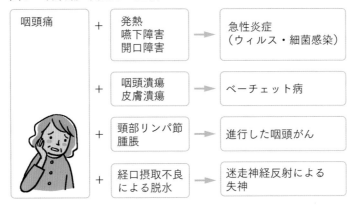

際にみられた咽頭潰瘍で、多発性の皮膚潰瘍を随伴していました。

咽頭痛は全身に影響を及ぼす

　咽頭痛をみたら、全身状態の把握が重要です。咽頭痛が高度になると経口摂取が不良となり、脱水を起こします。それによる循環血漿量の低下と疼痛刺激により、患者は、診察中に迷走神経反射による失神を起こすことがあります。

　患者との会話のなかで、声や顔色、経口摂取量や倦怠感、発熱の程度、咽頭以外の異常所見の有無などに気を配ることが大切です（図3）。

参考文献
1)　亀谷隆一，牧山清：特集　のどの痛み．のどの痛みの診察のポイント．JOHNS 2000：16；831-835.

1
咽頭痛

咽頭の痛みは、どんな疾患によって生じるの？

炎症や異物、熱傷や腫瘍など、さまざまな疾患によって生じます。

医師

金谷洋明

最も多いのは「炎症」によるもの

軽微な炎症は、急性咽頭炎（冬期に多くみられる「のど風邪」）や急性扁桃炎です。

急性咽頭炎はかぜウイルス感染、急性扁桃炎は主に細菌感染によって生じます。特に、溶血性レンサ球菌感染では、高熱とともに「イチゴ状舌」を伴うことがあります。

患者が特徴的な「含み声」を発していたり、経口摂取の困難さを強く訴えたりする場合、より重篤な扁桃周囲炎（図1）や扁桃周囲膿瘍が疑われ、入院での加療が考慮されます。

痛みの感覚には個人差があるため、入院後の食形態については患者の摂食の状況を把握しつつ柔軟に対応することが大切です。

また、咽頭痛だけではなく、発熱や倦怠感といった患者の発する「重症感」を的確に判定することが重要です。

「異物」として多いのは魚骨

咽頭は食塊の通過経路でもあるので、魚骨異物が多く見られます（図2）。魚骨異物では、「頸部のどの場所が痛いか」を患者に指差ししてもらいます。

右や左を正確に指せれば、異物は口蓋扁桃付近の中咽頭にあることが多く、舌圧子と鑷子で摘出が可能です。左右が曖昧な場合は、舌根部や下咽頭に異物がある可能性があります。この場合は、内視鏡や直達鏡を用いて摘出します。

また、あわせて「ご飯を丸呑みすると治る」というのは迷信であることを患者に伝えます。

「熱傷」は高齢者に多い

熱いものを無理に嚥下したことによる咽頭粘膜の熱傷は、時に、高齢者にみられます（図3）。

増大した「腫瘍」も咽頭痛を引き起こす

咽頭がんや悪性リンパ腫があります。

咽頭痛が自覚される場合は、腫瘍がかなり増大して周囲の組織（神経や筋肉など）に浸潤していると考えられます。このような場合、腫瘍の転移による頸部のリンパ節腫脹が高頻度にみられます。

参考文献
1) 櫻井一生：咽喉頭の痛み. *MB ENT* 2013；153：20-25.

図1　扁桃周囲炎（例）

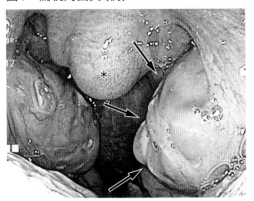

- 左側の口蓋扁桃の腫脹が明らかで、扁桃周囲への炎症の波及により扁桃が内腔に向かって突出している（→）
- 口蓋垂（＊）が浮腫状になっていることにも注意

図2　魚骨異物（例）

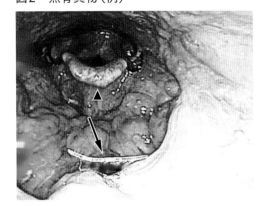

- 左口蓋扁桃に刺入したホッケ魚骨異物（→）
- 上咽頭側から内視鏡で見たもので、鑷子を用いて口腔から摘出した
- ▲は喉頭蓋

図3　熱傷（例）

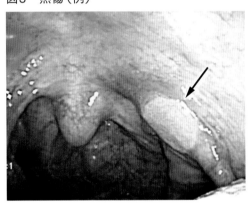

- 熱い麺類を摂食した後に咽頭痛が続くことから受診した70歳代の患者の例
- 粘膜の熱傷（→）と考えられ、治癒しつつある

咽頭の炎症性疾患には どんな治療・処置を行うの？

急性扁桃炎や扁桃周囲炎には抗菌薬投与を行います。扁桃周囲膿瘍には抗菌薬投与に加えて外科的処置（切開・排膿）が必要です。

医師
金谷洋明

急性咽頭炎では静養が基本

多くがウイルス感染によるもので、基本的には解熱鎮痛薬を適切に使いつつ、水分や栄養を摂って静養します。

細菌による混合感染の場合は、抗菌薬の内服も行われます。

急性扁桃炎・扁桃周囲炎では抗菌薬投与が必要

急性扁桃炎は、主に細菌感染により発症します（図1）。炎症が、扁桃の周囲組織に及んだものが扁桃周囲炎です。

いずれも、経口摂取困難となった場合は入院加療が必要で、抗菌薬の点滴投与を行います。

扁桃周囲膿瘍では切開・排膿が必要になることも（図2）

扁桃周囲膿瘍は、炎症が高度となり、扁桃の周囲に膿瘍が形成された状態です。

扁桃は内腔に向かって盛り上がったように見え、強い咽頭痛により、経口摂取はほとんどできなくなります。

図1 急性扁桃炎（例）

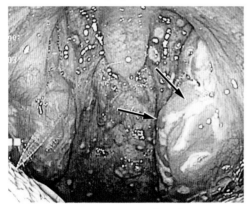

● 扁桃表面に白苔が付着している（➡）

図2 扁桃周囲膿瘍の切開部（例）

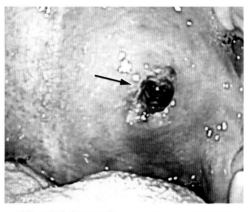

● 扁桃周囲膿瘍の切開部からコメガーゼを取り除いたところ（➡）
● 排膿が見られなくなっており、このまま自然に創が閉鎖するのを待つ

扁桃周囲膿瘍を疑った場合、穿刺を行い、膿の有無を確認します。膿が引けた場合は、局所麻酔を行ったうえで、切開・排膿を行います。

排膿後は、ドレナージの目的で3×10cm程度のコメガーゼを切開創に挿入し、排膿がみられなくなるまで毎日交換します。

膿が茶褐色で悪臭を伴う場合、嫌気性菌感染が考えられるので、より強力な抗菌薬治療が必要です。

伝染性単核球症は「ペニシリン系抗菌薬禁忌」に注意

伝染性単核球症は、Epstein-Barr virus（EBウイルス）への初感染で起こる疾患です。若年（10～20歳代）患者がほとんどで、免疫細胞の1つである単核球が増加し、急性扁桃炎と類似した症状を示します。

図3　伝染性単核球症（例）

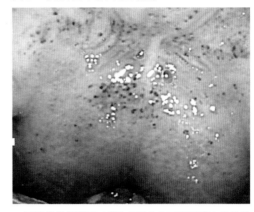

● 伝染性単核球症の際に見られた口蓋粘膜の点状出血。患者は、口腔内の強い違和感を自覚していた
● 患者の些細な訴えを傾聴することにより、異常所見を見つけることができる

時に、口蓋粘膜に点状出血を伴います（図3）。

ペニシリン系抗菌薬の投与はアレルギー反応をきたすので禁忌です。

2
処置・ケア

Q22 遊離空腸のモニター腸管切断時期は、どう判断するの？

一般的に、術後5〜7日で切断します。血流障害は3日以内に起こることが多いからです。

医師
梅川浩平

下咽頭がんの手術では食道再建が必要となる

　下咽頭喉頭頸部食道摘出術の場合、気道は気管断端を永久気管孔としますが、食道は管状組織を間置移植して再建することになります（図1）。

■現在の主流は遊離空腸移植

　移植の方法には、血流がつながった状態で移植する「有茎組織移植」と、頸部で血管吻合して移植する「遊離組織移植」があります。

　用いられる再建材料には、皮膚をロール状に加工した「皮弁（大胸筋皮弁、前腕皮弁、前外側大腿皮弁など）」と、胃管、空腸などの「腸管」があります。

　空腸は、採取に開腹術を必要としますが、消化管粘膜を有し、元々管状で縫合部が少ないことが利点です。合併症率の低さから、わが国では、遊離空腸移植が第一選択とされています[1]。

■移植する空腸は1対の動静脈で栄養される

　空腸の栄養血管は、上腸間膜動脈から放射状に分岐し、辺縁動脈を形成しています。辺縁動脈からは直動脈が認められ、空腸を栄養しています。

　遊離空腸移植では、血管柄の長さを確保するために、20〜30cmほどの空腸を採取し

図1　下咽頭喉頭頸部食道摘出術

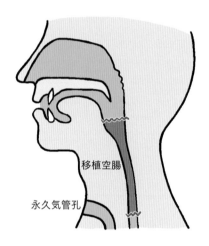

移植空腸

永久気管孔

ます。血管柄を吻合部に配置し、欠損に合わせて適切な部位の約10cmを使用します。余分な腸管は破棄することとなりますが、一部は血流モニタリング（後述）に使用します（図2）。

血流モニタリングは血栓閉塞の早期発見のために行う

　食道再建における主な合併症は、血流障害による移植組織壊死、縫合不全、狭窄、嚥下障害などです。なかでも、吻合部血栓形成による移植組織壊死は、発見が遅れると致命的

であること、また、再再建が困難となることから、早期発見が重要となります。

モニター腸管を用いた血流モニタリング

移植組織を直接観察することが困難なため、血流のモニタリングの1つの方法として、不要な部分の空腸をモニター腸管として使用することがあります。直動脈1〜2本のみで血管がつながった状態で、モニター腸管を創部から外に出しておき、移植空腸の血流を直接観察できるようにします。モニター腸管に血流障害を認めた場合、移植腸管も血流障害をきたしていると判断し、再手術を行います。

血流障害は、24時間以内に発生することが最も多いです。遅発性の血栓の報告もありますが、多くの場合3日以内に起こることから、筆者の施設ではモニタリング期間を5〜7日としています。

モニタリング期間が終了した後、モニター腸管の直動脈を結紮切離して腸切除し、モニタリングを終了します。

図2 移植空腸

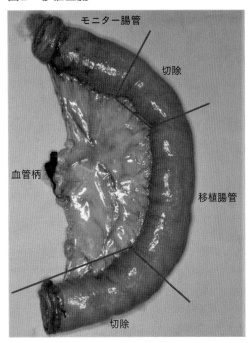

モニター腸管
切除
血管柄
移植腸管
切除

引用文献
1) 日本形成外科学会，日本創傷外科学会，日本頭蓋顎顔面外科学会編：形成外科診療ガイドライン6. 金原出版，東京，2015：19.

2

処置・ケア

Column　嗅覚障害の治療とケア

　嗅覚障害は、図1のように、①気導性嗅覚障害、②嗅神経性嗅覚障害、③中枢性嗅覚障害の3つに分類されています。簡単にいうと、「鼻が詰まっている（①）」か「においを感じ取る部分や伝達路が壊れてしまっている（②③）」かに分けて考えると、覚えやすいと思います。それぞれで治療法が異なります。

　気導性嗅覚障害は、鼻腔ポリープやアレルギーに伴う粘膜の腫脹が原因のことが多く、鼻内の詳細な観察やCTで診断が可能です。基本的にはポリープの除去や、腫脹している粘膜を抗ヒスタミン薬やステロイド点鼻薬などで収縮させることで改善が期待できます。

　しかし、嗅神経性嗅覚障害と中枢性嗅覚障害は、においを感じる粘膜（嗅粘膜）やそこから中枢が障害されている状態のため、視診での判断は困難であり、画像検査をしても明らかな異常を指摘できないことが多いです。原因としては気導性嗅覚障害の放置や、感冒、薬物、加齢、先天異常、脳疾患（脳術後も含めて）外傷などがあります。治療法としてはステロイドの点鼻薬や内服、ビタミン製剤、漢方薬などを使用しますが、回復まで時間を要することが多いです。また、感冒後の嗅覚障害などには、嗅覚刺激療法（複数種類のにおいを毎日嗅ぐこと）も有効とされています。

　どの嗅覚障害も放置すると改善が難しくなることもあるため、発症後早期の治療が有効とされています。

（柏木隆志）

参考文献
1)　日本鼻科学会嗅覚障害診療ガイドライン作成委員会 編：嗅覚障害診療ガイドライン. 日鼻誌2017；56（4）：487-556.

図1　嗅覚障害の分類

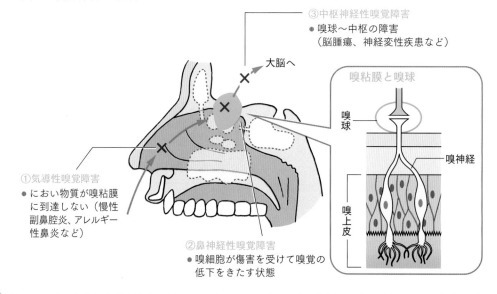

Part **4**

喉頭

喉頭の機能と代表的な疾患

平林秀樹

喉頭の機能

喉頭の重要な機能は「発声」「嚥下」「呼吸の調整」の3つです。喉頭で、呼吸と食物通過が交差するため、これらの機能が必要になります（図1）。

●発声

肺から送られた呼気により、喉頭内の声帯が内転・閉鎖すると、声帯表面の粘膜が振動し、喉頭原音（→p.88 Q41）が作られます。その原音が、咽頭腔・副鼻腔で共鳴すると、音声となります。

●嚥下

喉頭は、嚥下の第二相に大きくかかわります。口腔で咀嚼された食物が食道内に送られる際、喉頭が挙上し、食道入口部が開大してはじめて食塊が通過できます。このとき、喉頭が嚥下挙上筋（おとがい舌骨筋）の収縮で上前方に引き上げられることによって、はじめて入口部が開大します。

●呼吸の調整

喉頭は呼吸の調整にも大きくかかわります。咳払いで痰を喀出する際、声門をしっかり閉鎖し、気道内圧を高めないと、痰は喀出されません。

また、重いものを持ち上げる際も、声門をしっかり閉鎖しないと踏ん張りがききません。

喉頭の検査

喉頭（声帯）の検査法として、最も重要なのは、内視鏡検査（間接喉頭鏡［図2］、喉頭ファイバースコープ［図3］）です。その他、発声を詳細に観察する発声機能検査、声帯粘膜振動を明確に観察するストロボスコープがあります。

呼吸機能検査は、スパイログラムが重要です。

嚥下機能検査には、内視鏡による方法と、造影剤を用いる嚥下造影検査の2種類があります（→p.122 Q57）。

図1　喉頭での交差

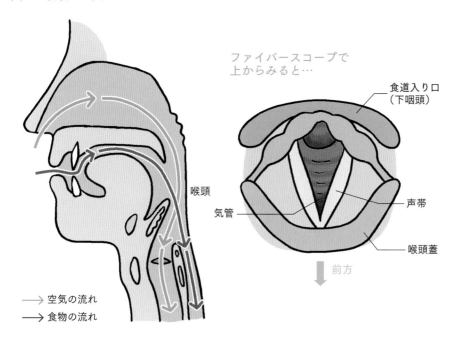

ファイバースコープで
上からみると…

食道入り口
（下咽頭）

喉頭

気管

声帯

喉頭蓋

前方

→　空気の流れ
→　食物の流れ

図2　間接喉頭鏡

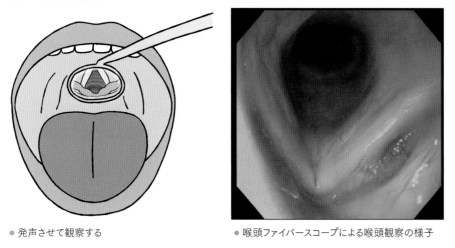

● 発声させて観察する

● 喉頭ファイバースコープによる喉頭観察の様子

代表的な疾患

　喉頭の疾患はさまざまです。

　気道狭窄をきたす疾患には、喉頭軟弱症、声帯麻痺（両側）、声門下狭窄、急性喉頭蓋炎、急性声門下腔炎（仮性クループ）、喉頭ジフテリア、喉頭浮腫、巨大ポリープ様声帯、喉頭肉芽種、喉頭腫瘍、喉頭外傷などがあります（➡ p.54 Q23）。

Q23 喉頭疾患で気道確保を行う場合があるのは、なぜ？

もともと狭い声門がさらに狭窄すると、容易に呼吸困難をきたすためです。新生児・小児・成人で、代表的な疾患は異なります。

医師

平林秀樹

喉頭狭窄をきたす疾患はさまざまである

甲状軟骨（喉仏）のほぼ中央に、声帯があります。左右の声帯で囲まれた区域が声門です（➡p.52 ここだけは ）。

声門は、呼吸経路のなかで最も狭い箇所になり、約1cm²です。したがって、この声門に何らかの病態を生ずると、呼吸困難をきたします。

喉頭の狭窄をきたす代表的な疾患は、年代によって異なります。

新生児では、喉頭軟弱症（図1）、声帯麻痺（両側）、声門下狭窄が代表的です。

小児では、急性声門下腔炎（仮性クルー

プ）（図2）、喉頭ジフテリア、喉頭浮腫が代表的です。

成人では、急性喉頭蓋炎（図3）、巨大ポリープ様声帯、喉頭肉芽腫、喉頭腫瘍（図4）、喉頭外傷などがあります。

気道確保方法の第一選択は気管挿管

小児では、気管挿管が第1選択になります。しかし、成人で、高度の気道狭窄をきたす喉頭がんなどでは、気管挿管が困難な場合もあります。その際は気管切開を施行しますが、瞬時を争うときは、輪状甲状間穿刺を行います（➡p.56 Q24 ）。

図1　喉頭軟弱症

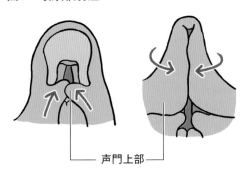

声門上部

● 声門上部が喉頭内に嵌入する
● 先天性喉頭喘鳴をきたす代表的疾患

図2　声門下腔炎（例）

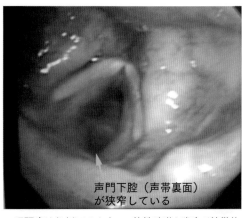

声門下腔（声帯裏面）が狭窄している

● 咽頭痛はあまりみられない。乾性咳嗽と喘鳴が特徴的

図3　急性喉頭蓋炎（例）

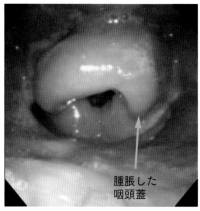

腫脹した
咽頭蓋

● 咽頭痛、嚥下痛が生じ、呼吸困難をきたす

図4　喉頭がん（例）

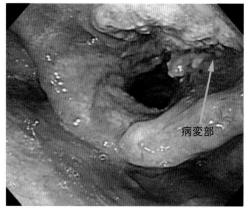

病変部

● 出現する症状は発生部位によって異なる

　これらの疾患の診断では、喉頭内視鏡検査が最も有効です。

　原疾患の治療方針の決定には、内視鏡検査のほかに、画像検査（CT、MRI、PET）や超音波検査、シンチグラムなど行い、確定診断に組織検査が必要なこともあります。

Column　「挿管困難かどうか」の見きわめ

　麻酔科などでは、挿管困難の予測を下記の表のようにしています。

　しかし、急性喉頭蓋炎では、喉頭ファイバースコープでの観察で、喉頭蓋の腫脹が強く、声帯が観察できないときは挿管困難と判断し、気管切開や輪状甲状間穿刺の適応となります。　　　（平林秀樹）

表　気管挿管困難の判定基準（例）

上下門歯間隔	＜3横指（4～6cm）
下顎の前方移動困難	上口唇を噛むのが困難
開口時の咽頭所見	マランパティ分類：3、4
おとがい－甲状切痕間隔	＜6.0cm
おとがい－胸骨切痕間隔	＜12.5cm

Q24 急性喉頭蓋炎で気管切開する場合があるのは、なぜ?

A 窒息を防ぐためです。第一選択は気管挿管ですが、挿管困難な場合には、気管切開を行う必要があります。

医師

平林秀樹

急性喉頭蓋炎は成人に多い

急性喉頭蓋炎とは、喉頭蓋に生じる急性の炎症性疾患です（図1）。喉頭蓋周辺に、高度な浮腫が急激に出現するため、患者は呼吸困難を訴えます。人口10万人あたりの発生率は11人ほどで、感冒様症状が発生してから24時間以内の受診が3〜4割を占める高度の急性疾患です。

成人に多いですが、まれに幼児にも発症します。喉頭蓋の舌面に多い（喉頭面は少ない）こと、喫煙者・男性・糖尿病患者に多いことが知られています。

■早期に対応しないと窒息に至る

感冒様症状から窒息までの時間はまちまちで、急速に喉頭蓋の腫脹が増悪し、数時間で窒息に至ることもあります。このような例の多くは、喉頭蓋の喉頭面や披裂喉頭蓋襞の腫脹が高度の場合です。

急性喉頭蓋炎では、喉頭内視鏡検査で図1のように腫脹した喉頭蓋が観察されますが、口を開け、舌圧子のみでの診察では診断できません。

頸部側面のX線で図2のように腫脹した喉頭蓋が描出されれば診断できます。

図1　急性喉頭蓋炎の内視鏡画像（例）

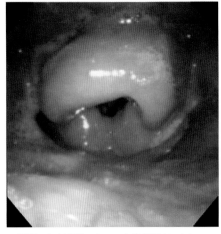

● 腫脹した喉頭蓋のため、声帯が観察できない

図2　急性喉頭蓋炎のX線画像（例）

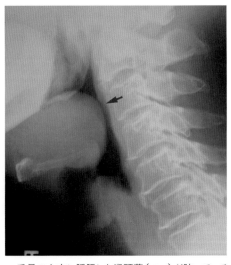

● 舌骨の上方に腫脹した喉頭蓋（➡）が映っている

図3　輪状甲状間穿刺の穿刺部位

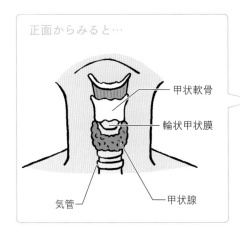
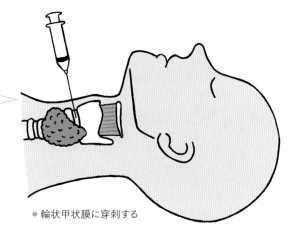

正面からみると…

甲状軟骨

輪状甲状膜

気管　　甲状腺

● 輪状甲状膜に穿刺する

気管切開は挿管困難時に 選択される

　治療としては、気道確保方法の判定が最優先です。気管挿管が第一選択ですが、挿管困難例も多く、気管切開（輪状甲状間穿刺　図3）が必要となることもあります。

　急性喉頭蓋炎の原因菌としてインフルエンザ菌が多いとされています。そのため、保存的療法として、抗菌薬、ステロイド製剤の点滴、十分な補液などを行います。喉頭蓋炎が消失すれば、気管切開は閉鎖します。

■急性喉頭蓋炎はなぜ危険か
　臨床では、炎症が増悪し、急激な気道狭窄によって致死的な状態に陥ることを経験します。

　腫脹が高度となった患者の場合、喉頭鏡や喉頭内視鏡の挿入が咳嗽反射を誘発し、呼気・吸気が激しくなると、腫脹した喉頭蓋が気道狭窄を引き起こし、窒息する可能性があります。

　また、咽喉頭粘膜の知覚を麻痺させるような表面麻酔も、重症化の原因となる可能性があるため、注意が必要です。このため、急性喉頭蓋炎を疑った場合は、気管挿管、気管切開や輪状甲状間膜穿刺のキットを早目に準備しておくことが大切です。

1

気道確保

Q25 気管カニューレの種類は、どう決めているの?

成人の場合、人工呼吸器使用の有無、吸引や発声の状況、気管切開の継続期間などによって決まります。小児はカフなしが原則です。

医師
平林秀樹

気管カニューレは「カフの有無」で2つに大別される

気管カニューレは、①気管カフ内に挿入される部分、②フランジ（頸部に固定する紐を止める部分）、③カフ、④パイロットバルーンからなっています（図1）。

■カフの役割（図2）

カフは、カニューレの外側についている風船のようなものです。カフを膨らませると、気管内壁に密着するため、人工呼吸が可能となります（人工換気中の空気が漏れなくなるため）。

カフには、分泌物などが肺内に落ち込むことを防ぐ役割もあります（➡p.143 Q67）。

また、カフ上に溜まった分泌物を吸引するラインや、気管内を吸引するラインが装着されている種類もあります（図3）。

カニューレの先端に、人工鼻と呼ばれる除塵・加湿を目的としたフィルターを用いると、

図1　一般的な気管カニューレの構造

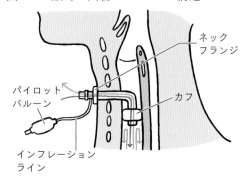

ネックフランジ

パイロットバルーン

カフ

インフレーションライン

図2　気管カニューレの分類

```
            気管カニューレ
          ┌──────┴──────┐
       カフあり              カフなし
```

カフあり
- 人工呼吸器装着患者に使用
- 痰貯留が多い患者には吸引ライン・カフ上部吸引ライン付きタイプを選択

カフなし
- 新生児・小児
- 自発呼吸のある成人患者｝に使用
- 発声したい患者にはスピーチカニューレ（カフスボタン型）を選択

図3　カフ上部吸引付きの気管カニューレ

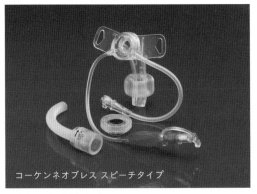

コーケンネオブレス スピーチタイプ

（画像提供：株式会社高研）　　　　© 2021 KOKEN CO., LTD.

サイド
チューブ

カフ上部にたまった
分泌物をサイド
チューブから吸引

下気道の分泌物
は気管カニューレ
から吸引

● カフの上にも吸引ラインがあり、軽度の唾液流入などが吸引できる

図4　小児用カニューレ

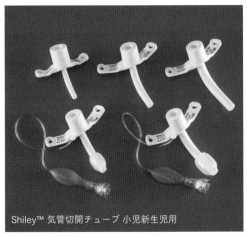

Shiley™ 気管切開チューブ 小児新生児用

（画像提供：コヴィディエンジャパン株式会社）

● 新生児や小児用の気管カニューレには、通常、カフは
ない。内径6mm以上でカフ付きが生産されている

図5　フランジ調整可能のカニューレ

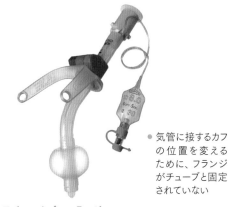

● 気管に接するカフ
の位置を変える
ために、フランジ
がチューブと固定
されていない

アジャスタブルフランジ
気管切開チューブ

（画像提供：スミスメディカル・ジャパン株式会社）

● カフによる気管粘膜の損傷を予防できる。また、すでに
肉芽などが形成されている際は、それを超えてカフを
末梢側に挿入できる

気管の乾燥の予防になります。

新生児・小児はカフなしが原則

　カフなしタイプの気管カニューレもありま
す。乳児・小児に用いる気管カニューレの場
合、カフ付きは内径6mmからです（図4）。

　新生児の気管粘膜は脆弱なので、カフがあ
ると損傷し、肉芽など気管狭窄の原因となり
ます。そのため、厳重な呼吸器管理が必要な
症例を除いて、小児ではカフなしが推奨され
ています。

成人は、患者の状況に合わせて
タイプを選択する

　人工呼吸器の使用が必要な患者には、カフ
付きタイプを用います。

　自発呼吸がある患者で、気管吸引目的で気
管切開している場合は、カフなしタイプを用
いれば、発声が可能です。

　気管狭窄がある患者で、気管内でカフの位
置を調節したい場合などでは、フランジの位
置を調整できるタイプが便利です（図5）。

　また、発声できるようにしたいけれど、気

管吸引などのため、長期にわたって気道を確保する必要がある患者には、カフスボタン型のタイプ（レティナ®）を選択することもあります（図6）。

　最近、人工呼吸器使用時でも自分の意志で発声できるカニューレも販売されました（図7）。少々高価で自己負担を強いられますが、頸椎損傷やALS（amyotrophic lateral sclerosis：筋萎縮性側索硬化症）の症例で、本人のニーズに合えば使用可能です。

図6　カフスボタン型カニューレ（レティナ®）

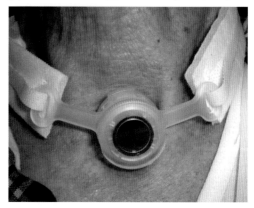

● 一方弁が装着可能で、吸気はカニューレを経由して肺に入り、呼気は弁が閉じることによって発声可能となる

図7　blom®スピーチカニューレのしくみ

吸気　　　　　　　　　　　　　　　　呼気

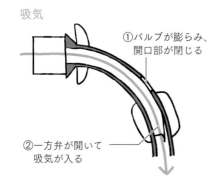
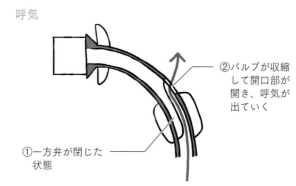

①バルブが膨らみ、開口部が閉じる

②一方弁が開いて吸気が入る

②バルブが収縮して開口部が開き、呼気が出ていく

①一方弁が閉じた状態

Q26 喉頭がんの症状には、どんなものがあるの？

声帯に発生したがんでは、早期から嗄声が生じます。その他の部位に発生したがんでは、明確な症状がないことも多いです。

医師
佐々木俊一

発生部位によって症状が異なる

喉頭がんの発生頻度は、日本では、3人前後/10万人程度とされています。発症には喫煙が強く関与し、男性に多いです。

喉頭がんは、発生部位により分類されます。

①声帯に限局する声門がん（80％前後）

②声帯より口側に発生する声門上がん（20％前後）

③声帯より気管側に発生する声門下がん（数％）

■声門がん：早期から声の変化が現れる

声帯そのものに腫瘍が発生するため、早期から嗄声・声枯れが現れます。声の変化は、家族・友人も耳にするため、早期に医療施設を受診される患者さんが多いことから、治癒率も高くなっています。

嗄声は「粗造性」という、ガラガラ・ゴツゴツ・ザラザラした硬い感じの声が特徴です。急性炎症（感冒罹患時など）による嗄声は、長くとも10日前後で改善傾向を示すことが多いため、少なくとも2週間以上症状が継続する場合は注意が必要です。

徐々に腫瘍が増大していけば、疼痛・血痰・呼吸困難などの症状が現れます。

■声門上がん：早期では違和感・異物感のみ

声門がんに比べ、早期は特徴的な症状に乏

図1　声門下がんの症例

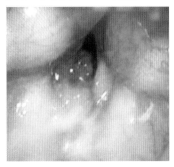

- 82歳女性、10年来声枯れを認めていたが、最近息苦しくなったことで近医を受診。右声帯に腫瘤性病変を認め、精査目的で紹介受診となった
- 腫瘤は、ストロボでは硬い印象はなく、喉頭乳頭腫が疑われ、診断を兼ねた腫瘤摘出術が施行された
- 腫瘤は声門下から発生しており、病理検査から、扁平上皮がんと診断された
- もともと声門下に喉頭乳頭腫が存在し、10年以上の歳月を経て悪性転化したものと思われる

しいのが特徴です。初期症状はのどの違和感・異物感という感覚異常、徐々に増大すると嚥下痛・咽頭痛・耳への放散痛が現れます。

解剖学的特徴より、声門がんに比べて頸部リンパ節転移を生じる頻度が高く、首のしこりを契機に診断されることもあります。進行すれば呼吸困難・嚥下困難などを生じます。

■声門下がん：進行しないと症状が現れない

初期症状は声門上がんよりもさらに乏しいのが特徴で、早期で発見されることは、あまりありません。進行すると嗄声・疼痛・血痰・呼吸困難などを生じます（図1）。

2

喉頭がん

61

Q27 喉頭がんの治療には、どんなものがあるの？

喉頭がんに限らず、頭頸部領域の悪性腫瘍には扁平上皮がんが多いので、手術療法・放射線療法・化学療法が3本の柱になります。

医師
佐々木俊一

手術療法：早期であれば発声機能を温存できる

　頸部リンパ節転移が存在する場合には、主病巣のみならず、頸部リンパ節も併せて取り除きます（頸部郭清術）。

　一般的に、早期がんに対して行われる機能温存手術（何らかの発声を惹起させる部分を残存・あるいは形成して音声を温存させる手術）と、喉頭全摘術（喉頭をすべて摘出する方法）があります。

■機能温存手術

　機能温存手術には、レーザー切除術、喉頭部分切除術、喉頭亜全摘術の3つがあります。

1．レーザー切除術

　早期がん（T1・一部のT2）が適応になります。喉頭直達鏡下に、経口的にレーザーを使用して、腫瘍病変を切除する術式です。

　最大のメリットは、音声が残存し、入院期間も3日間で済む点です。

　一方、腫瘍が声帯筋に浸潤している患者の場合、音声の質が劣化するというデメリットもあります。

2．喉頭部分切除術

　早期がん（T2）が適応になります。頸部に外切開を置き、喉頭の腫瘍を含めて部分的に切除する術式で、垂直部切術・水平部切術があります（図1）。

　垂直部切術は、甲状軟骨正中で一度截開して明視下に腫瘍を切除し、仮声帯粘膜・頸部皮膚を用いて新声門を形成する手術です。一度、喉頭の内と外が交通するため、数日間の気管切開が必要になりますが、少なくとも1か月経過すると気管切開孔は閉鎖可能となります。

　水平部切術では、誤嚥の可能性があるため、同時に喉頭全体を下顎に近接させる喉頭挙上術が行われます。

3．喉頭亜全摘術

　早期〜中期がん（T2・一部のT3）が適応になります。甲状軟骨ごと腫瘍を摘出し、その口側にある舌骨・喉頭蓋軟骨と輪状軟骨とを固定する術式です（図2）。

　術後に嚥下のリハビリテーションが必要になります。

■喉頭全摘術

　喉頭をすべて摘出し、気管と食道を分ける手術です（図3 ［➡ p.64］）。

　気管断端は前頸部に永久気管孔が造設されるため、常時気管が開いている状況です。そのため、麺類をすすって食すること、肩までお風呂につかること（気管孔から肺にお湯が侵入するため、気管孔より下部までしか入浴

図1　喉頭部分切除術（例）

1 垂直部切皮切

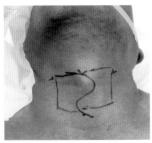

2 右腫瘍摘出後

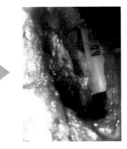

3 頸部皮膚による声帯再建

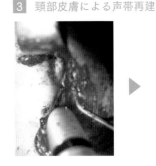

4 術直後

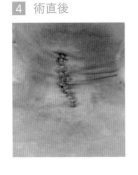

5 気管孔閉鎖（1か月後）

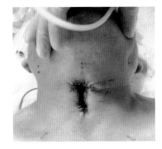

- 喉頭部分切除術のうち、臨床でよく実施されている「喉頭垂直部分切除術」の例
- 喉頭垂直部分切除術は、声帯から発生したがんに対して実施される手術で、甲状軟骨を切開し、声帯およびその周囲の組織を切除する方法

図2　喉頭亜全摘術

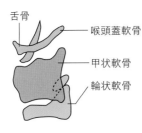

舌骨
喉頭蓋軟骨
甲状軟骨
輪状軟骨

- 甲状軟骨を切除し、残存する骨・軟骨を固定する

2

喉頭がん

時にお湯につかれない）ができなくなります。

発声器官がすべて喪失されるため、通常の発声は不可能になりますが、リハビリテーションによって食道発声という第二の音声を獲得すれば、経口的な発声が可能になります（➡p.91 Q43）。ただし、リハビリテーションにはそれなりの時間・苦労が必須ですので、すぐに結果を求めないように注意が必要です。

放射線療法：早期の場合は奏効率が高い

喉頭がんのほとんどを占める扁平上皮がんは、放射線感受性が高いがんです。特に早期の喉頭がんは奏効率が高く、手術療法と比較してもよく効くといわれています。もちろん喉頭温存も可能です。

しかし、粘膜炎などの早期の副作用（➡p.70 Q31）だけでなく、甲状腺も照射野に含まれることから、甲状腺機能低下・軟骨壊死・放射線誘発がんといった晩期の副作用も

わずかでありますが起こることがデメリットとして挙げられます。

　進行がんでは、化学療法との併用療法も広く行われています。この場合、全身状態が悪い・高齢といった患者背景に気を配る必要があります。

化学療法：放射線療法と併用すると治療効果が高まる

　白金製剤を中心とした多剤併用療法が広く行われています。

　この治療法も、喉頭温存が可能となるものであり、放射線治療との併用で放射線治療の効果を高めることが期待できます。

それ以外の治療：免疫チェックポイント阻害薬

　上記の三大治療法に加えて、最近では免疫療法という第四の治療法があります。

　しかし、いわゆる1st line（ファーストライン）での治療ということになると前述の3種類ということになり

図3　喉頭全摘後

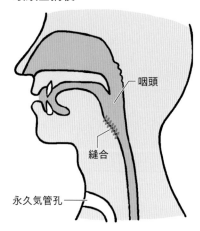

咽頭

縫合

永久気管孔

ますが、一部の免疫チェックポイント阻害薬には有効性が認められているものがあります。

参考文献
1）日本頭頸部癌学会編：頭頸部癌診療ガイドライン2018年版 第3版. 金原出版，東京，2017.
2）日本頭頸部癌学会編：頭頸部癌取扱い規約 第6版. 金原出版，東京，2018.

Column　最新の治療法「光免疫療法」

　光免疫療法といわれる第五の治療法が、2020年9月、世界に先駆けて、厚生労働省の承認を受けました。ただし、最終段階の治験を省いての承認であることより、現在のところ対象疾患は頭頸部がんであり、治験実施施設は全国の16施設に限られています（2021年3月末時点）。今後は、順次食道がん、乳がんなどにも適応が広がることが検討されている治療法です。　　　　（佐々木俊一）

Column　喉頭全摘術がされ退院後に必要なもの

　永久気管孔が造設されると、気管への直接的な刺激が常時加わるため、気管からの分泌物が増えます。そのため、自宅で、自己吸引といって、柔らかい吸引チューブを吸引器につないで、分泌物を患者自身（または家族）で取り除いていただく必要があります。

　吸引器は、レンタルのもの・買い取りのもの両方ありますが、比較的安価なものです。

　　　　（佐々木俊一）

Q28 喉頭がんの化学療法は、どんなときに行われるの？

基本となる薬剤はシスプラチン（CDDP）です。ただし、患者の状態に合わせて、他の薬剤を選択することもあります。

医師

阿久津　誠

化学療法は「手術を避けたい場合」に選択される

喉頭がんの治療において化学療法が選択される場面として、以下の3つが挙げられます。
①早期喉頭がんで、腫瘍消失が期待できる場合
②喉頭全摘術が推奨されるものの、手術による音声機能喪失を拒否された場合
③根治切除が不能な進行がん

ここでは、①②の初回治療として、化学放射線療法（chemoradiotherapy：CRT）に用いられる薬剤の選択について説明します（表1）。

第一選択薬はシスプラチン

喉頭がんをはじめとする頭頸部がんの化学療法において、白金製剤は非常に重要です。

特に、シスプラチン（CDDP）は、キードラッグと考えられています。

世界的に、放射線療法（radiotherapy：RT）の開始と同時に、CDDP $100mg/m^2$ を3週ごとに投与するレジメンが標準治療とされ、日本人においてもその有効性が証明されています[1]。

しかし、この投与量は、全身状態が良好で既往疾患もなく、臓器機能も正常な患者を対象としており、全投与可能な患者は非常に少ないと考えられます。実臨床の場面では、患者に合わせて、$80 \sim 100mg/m^2$ の範囲で投与量を調整するのが望ましいでしょう。ただし、CDDPの総投与量 $200mg/m^2$ 未満で終了した場合は、$200mg/m^2$ 以上の場合と比較して、生存率が有意に低下することが知られています[2]。

表1　頭頸部がんのレジメン例

レジメン	用量	用法
CDDP＋RT	CDDP $80 \sim 100mg/m^2$	3週ごと投与（3サイクル）
Cmab＋RT	初回：Cmab $400mg/m^2$ →2回目以降：$250mg/m^2$	初回：RT開始1週間前 2回目以降：毎週投与（7サイクル）
CBDCA＋RT	CBDCA AUC＝1.5 Calvert式で算出	毎週投与（7サイクル）

2

喉頭がん

シスプラチンが使用できない場合

腎機能障害のある患者や、CDDPの支持療法として必要な大量輸液が不適と判断される患者に対しては、CDDP投与は推奨されません。

このような患者に対して、筆者の施設では、同じ白金製剤でも腎機能障害をきたしにくいカルボプラチン（CBDCA）や、分子標的薬であるセツキシマブ（Cmab）を選択しています。

化学療法実施時には「悪心・嘔吐」対策が必須

頭頸部がんで頻用されるシスプラチンは、高度催吐性リスクの薬剤であるため、日本癌治療学会による『制吐薬適正使用ガイドライン』に基づいた対応を積極的に行う必要があります[3]。

嘔吐は、発現する時期によって、以下の3つに分類されます。

①**急性嘔吐**：化学療法投与後24時間以内に生じるもの

②**遅発性嘔吐**：化学療法投与後24〜48時間以降に生じるもの

③**予期嘔吐**：精神的要因によって生じるもの

特に予期嘔吐は、前サイクルの化学療法で、強い嘔吐があった場合に発現しやすくなります。

治療が長期間に及ぶCRTにおいて、悪心・嘔吐は、QOLの低下を招くだけでなく、治療遂行の妨げにもなります。また、治療晩期には、粘膜障害や味覚障害も伴って食欲低下・体重減少をきたし、治療終了後の回復にも影響します。

治療完遂と早期の社会復帰を目指し、患者状態に合わせた経口補助剤や経管栄養、末梢・中心静脈栄養を提案し、栄養状態を適切に管理できる体制を整えることが大事です。

引用文献
1) Zenda S, Onozawa Y, Tahara M, et al. Feasibility study of single agent Cisplatin and concurrent radiotherapy in Japanese patients with squamous cell carcinoma of the head and neck：preliminary results. Jpn *J Clin Oncol* 2007；37（10）：725-729.
2) Nguyen-Tan PF, Zhang Q, Ang KK, et al. Randomized phase III trial to test accelerated versus standard fractionation in combination with concurrent cisplatin for head and neck carcinomas in the Radiation Therapy Oncology Group 0129 trial：long-term report of efficacy and toxicity. *J Clin Oncol* 2014；32（34）：3858-3867.
3) 日本癌治療学会編：制吐薬適正使用ガイドライン2015年10月【第2版】. 金原出版，東京，2015.

Q29 化学療法の薬剤は、どんな基準で選択されるの?

A 治療目的（導入化学療法、化学放射線療法、遺残・再発がん治療）に沿った薬剤を選択します。

医師　西野　宏

化学療法が有効なのは扁平上皮がんのみ

　喉頭がんの多くが扁平上皮がんです（表1）。扁平上皮がんに有効な殺細胞効果を認める代表的な抗がん薬には、白金製剤、タキサン系薬剤、フッ化ピリミジン系薬剤があります（表2）。

　テガフール・ギメラシル・オテラシルカリウム配合剤（S-1）とテガフール・ウラシル配合剤（UFT）は経口投与薬ですが、他は注射薬です。その多くで静脈内投与が選択されます。

　上記の他、抗EGFR抗体であるセツキシマブ（Cmab）、免疫チェックポイント阻害薬であるニボルマブとペンブロリズマブがあり

ます。

　扁平上皮がん以外の頭頸部がんでは、現状では有効な薬剤がありません。

多剤併用が基本だが、使用薬剤は目的によって異なる

　頭頸部がんの化学療法は、多剤併用が多いです。化学療法の目的によって選択されます（表3）。

■導入化学療法の場合

　導入化学療法は、臓器機能保持または予後改善を目的に、他の治療に先立って行われます。DTX（ドセタキセル）・CDDP（シスプラチン）・5-FU（フルオロウラシル）を2～

2
喉頭がん

表1　喉頭がんの代表的病理型

- 扁平上皮がん
- 腺がん
- 腺様嚢胞がん
- 粘表皮がん
- 悪性リンパ腫
- 悪性黒色腫
- 肉腫

表2　喉頭がんによく使用される薬剤

白金製剤	● シスプラチン（CDDP） ● カルボプラチン（CBDCA） ● ネダプラチン（CDGP）
タキサン系薬剤	● ドセタキセル（DTX） ● パクリタキセル（PTX）
フッ化ピリミジン系薬剤	● フルオロウラシル（5-FU） ● テガフール・ギメラシル・オテラシルカリウム配合剤（S-1） ● テガフール・ウラシル配合剤（UFT）
抗EGFR抗体	● セツキシマブ（Cmab）
免疫チェックポイント阻害薬	● ニボルマブ ● ペンブロリズマブ

表3　目的別代表的薬物療法

導入化学療法		● DTX・CDDP・5-FU
化学放射線治療	腎機能障害なし	● CDDP
	腎機能障害あり	● CBDCAまたはCmab
補助化学療法		● CDDP・5-FU ● S-1またはUFT
遺残または再発がんに対する薬物療法		● CDDP・5-FU・CmabまたはPTX・CmabまたはS-1 ● 免疫チェックポイント阻害薬

3コース行います。

■化学放射線療法（CRT）の場合

　ステージ3または4の頭頸部扁平上皮がんへの放射線治療には、抗がん薬を同時併用しています。同時併用する薬剤は、CDDPが第一選択です。

　一定以上の腎機能障害を認める場合には、CDDPの代わりにCBDCA（カルボプラチン）またはCmab（セツキシマブ）を選択します。

■遺残・再発がん治療の場合

　根治治療後の遺残がんまたは再発がんでは、CDDP・5-FU・Cmabが選択されます。このレジメンでは入院が必要ですが、外来通院希望者にはPTX（パクリタキセル）・Cmabが選択されます。全身状態によってPTX・Cmab投与が困難な場合は、S-1（テガフール・ギメラシル・オテラシルカリウム）が選択されます。

　白金製剤投与後の遺残または再発がんでは、ニボルマブまたはペンブロリズマブの投与が選択肢として挙げられます。

　化学療法治療歴のない再発または遠隔転移を有する頭頸部がんでは、ペンブロリズマブとCDDP・5-FUの併用療法の選択、またはペンブロリズマブの単独投与が選択できます。

*

　遺残がんまたは再発がんに対して「抗がん薬を中心とした治療体系」「免疫チェックポイント阻害薬の投与」のどちらを先行するかは、一定の見解が得られていません。

参考文献
1)　日本臨床腫瘍学会編：頭頸部がん薬物療法ガイダンス 第2版. 金原出版，東京，2018.
2)　古平毅：放射線治療・薬物治療，口腔・咽頭・喉頭癌局所進行頭頸部癌に対する薬物療法（癌薬物）同時併用療法. 日本臨床2017；75（増刊2）：441-445.
3)　高橋俊二：放射線治療・薬物治療，口腔・咽頭・喉頭癌再発・遠隔転移に対する薬物療法. 日本臨床2017；75（増刊2）：457-462.

Q30 同じ部位のがんなのに第一選択薬が違うのはなぜ?

A 組織型や病理型が違うと、同じ部位のがんでも治療法が異なるため、第一選択薬も異なります。

医師
西野 宏

標準治療があるがんは限られている

■標準治療がある場合

組織型で薬剤の選択は変わります。頭頸部がんの多くが扁平上皮がんです（➡ p.67 Q29）。頭頸部領域には、腺様嚢胞がん、腺がん、粘表皮がん、導管がん、肉腫、悪性黒色腫など多様な病理型のがんが発生します。

悪性黒色腫に対しては、皮膚悪性黒色腫に準じて、免疫チェックポイント阻害薬の単剤または2剤併用が行われます（表1）。

肉腫に対しては、DXR（ドキソルビシン）を中心とした薬物療法が行われます。

■標準治療がない場合

その他のがんに対する有効な薬物療法はありません。

現在のところ、CDDP（シスプラチン）、ADM（アドリアマイシン）、PTX（パクリタキセル）、CBDCA（カルボプラチン）が選択されますが、標準的治療体系はありませ

ん。治療方法の選択肢が他にない場合には、CDDP・5-FU（フルオロウラシル）、DTX（ドセタキセル）、PTX、S-1（テガフール・ギメラシル・オテラシルカリウム）が選択されます。

その一方で、腺様嚢胞がんには比較的エビデンスレベルが高い治療体系（CDDPを放射線治療と同時併用する方法）があります。

導管がん細胞では、HER2またはアンドロゲンレセプター陽性を認めることがあります。HER2強陽性がんにはトラスツズマブ投与、アンドロゲンレセプター陽性がんには抗アンドロゲン薬投与の結果、良好な治療経過を得たとの報告がありますが、日本では、いずれの薬剤も保険適応ではありません。

参考文献
1) 公益社団法人日本臨床腫瘍学会編：頭頸部がん薬物療法ガイダンス第2版，金原出版，東京，2018.
2) 古平毅：放射線治療・薬物治療，口腔・咽頭・喉頭癌局所進行頭頸部癌に対する薬物療法（癌薬物）同時併用療法．日本臨床2017；75（増刊2）：441-445.
3) 髙橋俊二：放射線治療・薬物治療，口腔・咽頭・喉頭癌再発・遠隔転移に対する薬物療法．日本臨床2017；75（増刊2）：457-462.

表1 扁平上皮がん以外の薬物療法

悪性黒色腫		● 免疫チェックポイント阻害薬の単剤または2剤併用
肉腫		● ドキソルビシン（DXR）を中心とした薬物療法
導管がん	HER2強陽性がん	● トラスツズマブ（保険適応外使用）
	アンドロゲンレセプター陽性がん	● 抗アンドロゲン薬（保険適応外使用）

2
喉頭がん

Q31 放射線療法による有害事象って、どんなもの？

皮膚炎、咽頭・喉頭粘膜炎は必発です。照射開始2〜3週に顕在化し、照射終了後約1週間にピークを迎え、約1か月で回復します。

 医師
 看護師

阿久津　誠　大島弘子

有害事象は出現時期によって大別される

放射線療法による有害事象は、出現時期によって、急性期（照射開始から3か月以内）と晩期（治療終了後から数か月〜数年）の2つに分類されます。

有害事象は、放射線照射の範囲・線量によって変化します。早期声門がん（T1-2N0）では、照射範囲は声帯病変のみです（図1- A ）。しかし、進行声門がん（T3-4N0）、声門上がんや声門下がん（T1-4N0）、そしてN+症例の場合、浸潤範囲やリンパ節にも照射するため、より広範囲となります[1]（図1- B ）。照射範囲が広いほど有害事象の頻度は高くなるため、放射線治療計画を十分に把握することが、出現する症状の予測につながります[1]。

■急性期有害事象の症状

照射開始から3か月以内に認められる有害事象です。可逆性で、経過とともに回復します。

喉頭に対する照射では、嗄声の悪化、咽頭痛、咳嗽、皮膚炎などが生じます。照射中は、過度の発声を避け、喉頭浮腫の原因となる飲酒や、治療効果に影響するだけでなく創傷治癒遅延の原因となる喫煙は厳禁です。

声門上部がんの場合や、N+症例で耳下腺や顎下腺を照射範囲に含む場合は、口腔乾燥症をきたすことがあります。

■晩期有害事象の症状

晩期有害事象は放射線治療終了から数か月〜数年経過して認められる有害事象です。組織細胞数の低下、結合織・筋肉の線維化、組織の血流障害を起因とする不可逆的な変化であるため、QOL（quality of life）への影響が懸念されます。

喉頭に対する照射では、喉頭浮腫・皮膚萎縮や嚥下障害を生じます。まれに、喉頭壊死や頸動脈狭窄をきたし、重症化することもあります。また、照射範囲に甲状腺が含まれる場合、甲状腺機能低下をきたすことがあるので、定期的な甲状腺機能検査[*1]を必要とします。

皮膚炎のケア：愛護的な洗浄・保湿・保護が基本

放射線性皮膚炎の重症度には、皮膚表面の線量が大きく関係しています。

紅斑・落屑・出血の3症状については、CTCAE（有害事象共通用語規準）ver5.0（表1）を用いて評価します。

洗浄剤をよく泡立てて、泡で汚れを落とすように愛護的に洗浄します。

放射線療法に伴い皮脂腺の機能が低下し、

図1 病変部位と照射範囲

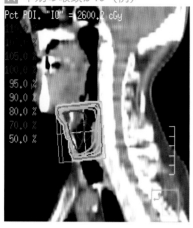

A 早期の喉頭がん（例）

● 照射範囲が狭いため、皮膚炎をきたす範囲が狭く、有害事象は少ない

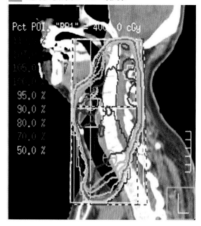

B 進行喉頭がん（例）

● リンパ節を含めた広い範囲の照射となるため、皮膚炎・咽頭痛など有害事象も増えてしまう

表1 放射線性皮膚炎の重症度評価（CTCAE v5.0）

グレード1	グレード2	グレード3	グレード4	グレード5	注釈
わずかな紅斑や乾性落屑	中等度から高度の紅斑；まだらな湿性落屑、ただしほとんどが皺や襞に限局している；中等度の浮腫	皺や襞以外の部位の湿性落屑；軽度の外傷や摩擦により出血する	生命を脅かす；皮膚全層の壊死や潰瘍；病変部位より自然に出血する；皮膚移植を要する	死亡	生物学的な効果を生じるレベルに達した電離放射線の曝露の結果生じる皮膚の炎症反応

JCOG：有害事象共通用語規準v5.0日本語訳JCOG版　http://www.jcog.jp（2021.3.29アクセス）より引用.

皮膚の乾燥が生じるため、保湿剤を使用します。湿性落屑など症状が進んできた場合には、ワセリンやアズレン軟膏、被覆材での保護により乾燥や外部刺激を回避します。非固着性の被覆材を固定する際は、剥離刺激を避けるため、包帯を用いるなどして、皮膚に直接テープで固定しないよう工夫します。

物理的刺激の回避（襟元の開いた衣服を選択する、電気シェーバーを用いて髭を剃るなど）や、紫外線を避けること（スカーフなどで襟元を覆うなど）も大切です。

粘膜炎のケア：疼痛コントロールが主体

喉頭がんに対する放射線療法では、口腔は照射範囲に含まれない（**図1**）ため、口腔内には粘膜炎が生じません。咽頭・喉頭粘膜炎に伴う嚥下痛や、疼痛に伴う経口摂取不良への対応を中心に行います。

ただし、化学療法（特にセツキシマブ）を併用する場合は、口腔にも高度の粘膜炎を生じます。口腔粘膜炎を認める際は、疼痛コントロールと併せて、口腔ケアと保湿を行います。

■疼痛管理方法は進化している

疼痛管理については、わが国で他施設共同研究が行われており、「opioid based pain control program」と称される方法が提唱されています[2]。これは、栄養・薬剤投与経路確保のため治療前に胃瘻を造設し、モルヒネを

中心としたオピオイド鎮痛薬を積極的に用いる疼痛管理法です（図2）。

　局所処置による鎮痛も重要です。筆者の施設では、口腔粘膜炎に対し、500mLの滅菌精製水（ペットボトルの水でも代用可）に、アズレン含嗽液（アズノール®うがい液）25滴と、リドカインビスカス（2%キシロカイン®ビスカス）20mLを溶解した、鎮痛薬を含むうがい薬を作成し使用しています。

引用文献

1) 日本放射線腫瘍学会編：放射線治療計画ガイドライン2016年版 第4版，金原出版，東京，2016：113-118.
2) Zenda S, Matsuura K, Tachibana H, et al. Multicenter phase II study of an opioid-based pain control program for head and neck cancer patients receiving chemoradiotherapy. *Radiother Oncol* 2011；101（3）：410-414.

---

*1　甲状腺機能検査：freeT$_3$（free triiodothyronine：遊離トリヨードサイロニン）、freeT$_4$（free thyroxine：遊離サイロキシン）、TSH（thyroid stimulating hormone：甲状腺刺激ホルモン）

図2　opioid based pain control program の実際

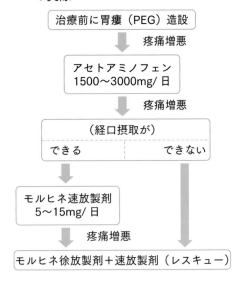

Q32 喉頭摘出の手術には、どんな術式があるの？

喉頭のみを摘出する方法と、周囲の隣接臓器を含めて拡大切除をする術式があります。切除範囲によっては、再建手術も必要です。

医師
今野　渉

喉頭全摘術は喉頭・咽頭・舌のがんに対して行われる

喉頭全摘術は、主に、喉頭や隣接臓器のがん治療を目的として行われます。喉頭がんに対する喉頭全摘術、下咽頭がんに対する下咽頭・喉頭全摘術[1]、中咽頭がん・舌がんに対する舌喉頭全摘術[2] です（図1）。いずれの手術も、気管断端は永久気管孔として前頸部に作られますが、食事の経路の再建方法は、それぞれの術式で異なります。

なお、喉頭全摘術は、誤嚥を防止するための術式としても行われます（➡p.74 Q33 ）。

がん種や術式によって再建方法は大きく異なる

■喉頭がん・下咽頭がんの場合

喉頭全摘術の場合は、残存した咽頭粘膜を縫い寄せることで作ることができます。

しかし、下咽頭・喉頭全摘術の場合は、腹部からの遊離空腸の移植（➡p.48 Q22 ）と、マイクロサージャリーによる血管吻合（移植片の血管と頸部の血管を吻合すること）を必要とします。

近年では、大腿からの遊離皮弁（外側大腿皮弁）をロール状にしてから移植し、血管吻合を行う方法もあります。また、食道がんの合併切除を行った場合には、胃をロール状に

図1　各術式の切除範囲

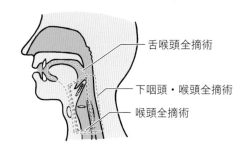

　　　　　　舌喉頭全摘術

　　　　　　下咽頭・喉頭全摘術

　　　　　　喉頭全摘術

● 喉頭摘出術には近接臓器の合併切除を伴う拡大手術も行われる

形成し、元の食道の経路を通す「胃管つり上げ再建」といった術式もあります。

■中咽頭がん・舌がんの場合

中咽頭がんや舌がんでは、がんが喉頭へ直接進展した場合はもちろんのこと、舌の切除のみでは術後に誤嚥が予測される場合にも、舌喉頭全摘術を行います[2]。

舌喉頭全摘術の場合は、腹直筋皮弁と呼ばれる腹部の皮膚と筋肉を移植し、皮膚側を口腔と咽頭の壁側として縫い付けて再建します。この場合も血管吻合が必要になります。

参考文献
1)　日本頭頸部癌学会編：頭頸部癌診療ガイドライン2018年版 第3版. 金原出版，東京，2017：49-61.
2)　日本頭頸部癌学会編：頭頸部癌診療ガイドライン2018年版 第3版. 金原出版，東京，2018：101-102.

Q33 喉頭摘出手術の選択基準って、どうなっているの?

がん治療として行われる場合と、誤嚥防止手術として行われる場合で分かれます。

医師

今野　渉

適応は発声・嚥下機能への影響を考慮して選択する

■がん治療の場合

　喉頭がんでは、声帯の麻痺を伴うT3以上の場合が適応になります。また、T1やT2で放射線治療を行った後に再発した場合も、喉頭全摘術が選択されます[1]。

　下咽頭がん、舌がん、甲状腺がんといった隣接臓器のがん治療でも、原発臓器とともに喉頭を摘出することがあります。隣接臓器から直接がんが進展した場合はもちろんのこと、隣接臓器の摘出に伴い嚥下機能が温存できない場合は、喉頭全摘術を行います。

■誤嚥防止目的の場合

　脳梗塞後、脳性麻痺、神経変性疾患などによって誤嚥を生じ、誤嚥性肺炎を繰り返す場合に適応となります。

　誤嚥性肺炎を防止する方法には、他の術式や胃瘻などの方法もあります。しかし、喉頭全摘術は、完全に気道と食物の経路を分離するため、誤嚥を完全に防止することができます。そのため、経口摂取の強い希望がある場合には、喉頭全摘術が選択されます。

*

　いずれの場合でも、喉頭摘出術は音声の永久喪失を伴う手術となります。

　喉頭全摘出術後には代用音声という方法もあります（➡p.82 Q37）。しかし、代用音声が可能か否か、患者の状態や環境なども考慮して、喉頭全摘術の選択には慎重に検討しなければなりません。

参考文献
1)　日本頭頸部癌学会編：頭頸部癌診療ガイドライン 2018年版，金原出版，東京，2018：57-61.

Q34 喉頭全摘後、仰臥位安静で頸部固定するのは、なぜ？

A 咽頭粘膜の縫合部に緊張がかからないよう、頸部を安静にする必要があるためです。

医師
今野　渉

頸部の過度な伸展は咽頭瘻孔の原因となる

　喉頭全摘術は、喉頭を摘出し、気管側は皮膚に永久気管孔を作成し、咽頭側は残存した粘膜を縫合して食物の経路を作る手術です（図1）。

　術後、過度に頸部を伸展すると、縫合部に緊張がかかって粘膜縫合部が離開し、咽頭瘻孔の原因となる可能性があります。

　咽頭瘻孔は、創部内の感染や膿瘍形成を引き起こし、最悪の場合、頸動脈の破綻から大出血など致命的な状況となります。特に、放射線治療後は咽頭瘻孔のリスクが高く、その

発生率は27.6％と報告されています[1]。

術後3日程度は頸部の安静を保つ

　頸部安静の期間は明確なものはありませんが、筆者の施設では、術後3日目までは頸部進展や回旋を行わないように、頸部安静用のゲル枕やバスタオルを丸めたものを頭の両側に置き使用しています。

　離床までについては各施設によって異なります。翌日からの歩行を許可する施設もありますが、術後早期では点滴や経鼻胃管やドレーンなど身の回りの物も多いため、事故抜

図1　喉頭全摘術の術前と術後の変化

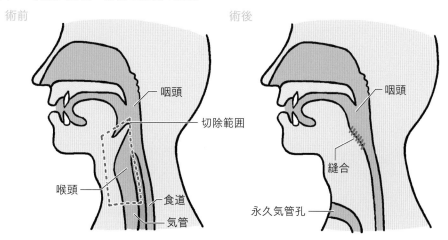

術前　　　　　　　　　　　　　術後

咽頭
切除範囲
喉頭
食道
気管

咽頭
縫合
永久気管孔

● 喉頭全摘術の摘出範囲。

● 摘出後は咽頭を縫合する
● 気管は永久気管孔となる

去などのリスクについても注意が必要になります。

咽頭瘻孔の治療は難渋することが少なくない

咽頭瘻孔が生じても、軽度であれば、頸部圧迫や持続陰圧療法で閉鎖します[2]。

しかし、重篤な感染が起きてしまった場合、再手術を行って応急的に咽頭皮膚瘻を作成し、咽頭から唾液を直接に創部外にドレナージして、感染の拡大を防ぐことが必要になります。

咽頭皮膚瘻を作成した場合、周囲の感染が落ち着いた後、局所皮弁や、胸部の皮膚を用いた有茎皮弁で閉鎖しなければなりません。

いずれにしても、咽頭瘻孔が生じると、その治療に長い時間を要します。当然、その期間は経口摂取不可能です。さらに、複数回の手術を要することとなり、患者の負担が増えることになります。

参考文献
1) Sayles M, Grant DG. Preventing pharyngo-cutaneous fistula in total laryngectomy：a systematic review and meta-analysis. *Laryngoscope* 2014；124：1150-1163.
2) 齋藤大輔，松浦一登，浅田行紀，他：喉頭全摘術後の咽頭皮膚瘻に対する創管理の工夫. 頭頸部外科2013；23（2）：231-234.

Column　皮弁の種類

皮弁とは、移植に用いる「血流のある皮膚」のことです。

局所皮弁は、皮下のびまん性の毛細血管網を利用した皮弁です。そのデザインに自由度はありますが、血流が弱いのが難点です。

有茎皮弁は、特定の血管をつけたまま皮膚を移動する（一部がつながった状態での移植）方法です。局所皮弁に比べて血流が安定していますが、血管の走行方向や支配域により、皮弁のデザインが制限されるのが難点です。

（今野　渉）

Q35 喉頭摘出後の離床時期は、どう決めているの？

理論的には、手術の翌日から可能です。頸部の過伸展が生じないように注意しつつ、患者の状態に合わせて開始していきます。

医師
西野　宏

離床はなるべく早期から開始するのが鉄則

通常、離床は、手術翌日より可能です。

喉頭全摘術の場合、咽頭粘膜縫縮部および気管皮膚縫合部（永久気管孔）に緊張がかかりますが、頸部過伸展を避けるのみでよいでしょう（図1）。

離床の延期が必要となる場合

気管切除距離が長い場合や、放射線照射などによる瘢痕様変化によって皮膚の伸展力が低下している場合、永久気管孔の作成部位に強い緊張がかかります。

永久気管孔部位の気管皮膚縫合部が離開すると、近傍を走行する総頸動脈壁の炎症を生じることがあります。炎症が進行すると、仮性動脈瘤や動脈壁穿孔が生じ、総頸動脈破裂によって死に至ることがあります。そのため、永久気管孔の作成部位に緊張が強くかかる場合には、気管皮膚縫合部の緊張の増悪を避ける目的で、特別に離床を7日以上に延期することもあります。

また、気管切除距離が長い場合には、気管

図1　喉頭全摘出術

A 喉頭全摘出後の残存咽頭粘膜の状態

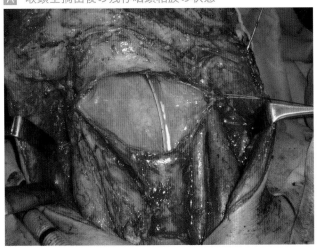

B 残存咽頭粘膜縫縮後の状態

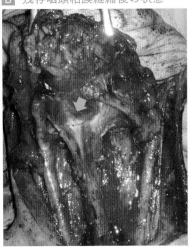

● 縫合部位に緊張（➡）を生じるが、この程度ならば離床時期を遅らせる必要はない

図2　フレイルの概要

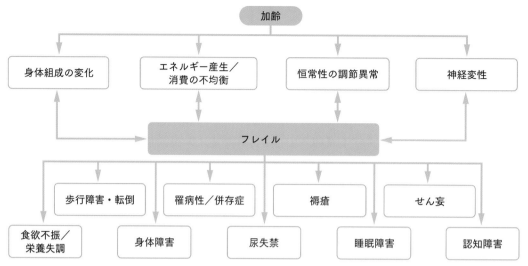

Ferrucci L, Studenski S. Clinical Problems of Aging. in Kasper D, et al. Harrison's Principles of Internal Medicine 19th ed, McGrow-Hill Professional, 2015.

皮膚縫合部位に強く緊張がかからないよう、縦隔気管孔形成術を選択する事例もあります。

離床時期は患者の状態に即して決定する

　離床に関しては、術式より、患者の状態が優先されます。

　喉頭がん患者は高齢者も多く、フレイルの状態です（図2）。手術を引き金に日常生活活動度（activities of daily living：ADL）が低下したり、環境の変化によるせん妄や認知力の低下をきたしたりすることがあるため、転倒を予防しつつADLの拡大をはかることが大切です。

　患者の意欲の低下を予防し、かつ促進させ

るためには、術前より手術後の経過と予定目標を説明することも大切です。そのためには、患者の人格と性格への配慮が不可欠です。ルートおよびドレーンの安全な管理を行い、離床を進めるためには、個々の患者に合わせた離床の計画が重要であり、現場の判断が鍵となるのです。

参考文献
1）　木幡由佳，青柳麻衣子，樽野奈穂子，他：脊椎疾患術後高齢患者の離床日における看護の実際　看護師へのグループインタビューの分析．共済医報 2016；65：68-72.
2）　松岡凉子，坂本あや：患者と看護師の双方にとって有用なパンフレットの作成．姫路聖マリア病院誌2007；18：16-22.
3）　Kojima G, Iliffe S, Taniguchi Y, et al. Prevalence of Frailty in Japan：A Systemic Review and Meta-analysis. *Journal of Epideminology* 2017；27：347-353.

Q36 喉頭全摘後、日常生活上の注意点は?

A 食事、排泄などあらゆる側面に現れる影響に1つ1つ対応します。緊急時に備えた準備も必要です。

看護師　医師
清水和美　平林秀樹

術後の呼吸経路は「気管孔のみ」となる

■鼻の役割は加温・加湿・除塵

通常の鼻呼吸では、肺や下気道が低温・乾燥によって障害されないよう、鼻腔での加温（約37℃に変換）、鼻粘膜での吸気への加湿（湿度70〜90％に調整）が行われています。

また、鼻前庭の鼻毛では、粗大な塵が除去されます（微細な塵は、後鼻孔に移送されたのち、嚥下される）。鼻腔内に入った粗大な塵は、くしゃみ反射で前鼻孔から一気に排出されます。

■気管切開では「鼻の機能の代用」が重要

永久気管孔による呼吸の場合、吸気は、鼻腔を経由せず、ダイレクトに気管から肺へ入ってくるので、乾燥しやすく、感染のリスクもあります。そのため、加温・加湿・除塵が必要です。

加湿のため、エプロンガーゼや加湿器、人工鼻を使用します（図1）。また、水分を意識して摂取することも大切です。

なお、人工鼻は、フィルターが呼気の水分をとらえ、吸気に与えるしくみとなっています。使用時には、痰と呼吸状態の観察が必要です。

痰がフィルターに付着すると、フィルターが目詰まりして換気できなくなります。

図1　永久気管孔の管理（例）

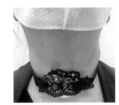

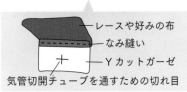

レースや好みの布
なみ縫い
Yカットガーゼ
気管切開チューブを通すための切れ目

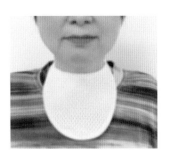

● エプロンガーゼなどによって永久気管孔を保護する
● 黒いレースなど使用しておしゃれに作成している患者もいる

表1　喉頭全摘後に生じる日常生活への影響

	日常生活への影響	対応
食事	● 吸気は気管孔からとなるので、においがわからなくなり、食事の楽しみが減る可能性がある	● 盛り付けや彩りを工夫してみる ● 味のはっきりしたもの、歯ごたえ（食感）があるもの、温かい・冷たいものなど、メニューを工夫する
	● 口からの呼気（ふぅーふぅー）で熱い飲食物をさますことが難しくなる	● 手や唇で熱さを感じ、飲食物を冷やす、氷で薄めるなど工夫する
	● 麺類や飲物をすすることができなくなる	● 麺類はある程度の長さにカットする ● 誤嚥はしないので、コップの傾きや頸部屈曲位で代償可能
排泄	● 排便時に力むことができない（永久気管孔は常にオープンになっているため、息止めができない）	● 便秘にならないよう、排便コントロールを行う ● 水分、食物繊維や乳酸菌などもすすんで摂取する
清潔	● 湯船に首までつかることができないため、肩下までの入浴となる（ダイレクトに気管・肺へ湯が入り呼吸困難となる） （画像提供：株式会社アトスメディカルジャパン） Image from ©Atos Medical AB @www.atosmedical.com	● 肩に温タオルを乗せると満足感が得られる ● 頸部前屈位で、気管孔に湯が入らないようなシャワー浴の方法を提案する ● シャワー中に永久気管孔を保護する物品（プロヴォックスシャワーエイド）の使用を検討してもよい ● プロヴォックスシャワーエイドは、入浴前に人工鼻を外して装着する。入浴後、プロヴォックスシャワーエイドを外したら、人工鼻を再度装着する
その他	● 息こらえが困難になるため、重いものを持ち上げたり、引っ張ったりすることが困難になる	● 周囲の方に理解してもらい、手助けを依頼する必要がある
	● においがわからなくなるため、通常「嗅覚で感知する異常（腐敗、ガス漏れなど）」がわからなくなる	● 腐敗した食物を口にしてしまわないよう、見た目や賞味期限に注意する ● ガス漏れ探知機の設置も視野に入れる必要がある

術後には、日常生活にもさまざまな影響が現れる

　永久気管孔になることにより、食事・排泄・清潔など、日常生活に大きな影響が及びます（表1）。患者自身が「どんな状況になるか」を理解して対応できるようかかわり、退院の目標を決めて計画的に指導や教育を進めましょう。

緊急時に備えた準備もしておく

　喉頭全摘術を行った場合、声帯の切除、呼吸経路の変更がされるため、通常の発声ができなくなります。

　また、不慮の事故によって心肺蘇生が必要になった場合には、「口から」ではなく、「永久気管孔から」換気補助を行わなければなりません。状態を明記した緊急カードなどの携帯を促します（図2）。

コミュニケーション手段を患者とともに検討する

　多くの患者は、退院後、会話でコミュニケーションできないことを実感し、ショックを受けます。

図2　緊急カード（例）

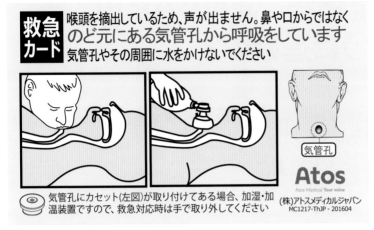

（画像提供：株式会社アトスメディカルジャパン）
Image from ©Atos Medical AB @www.atosmedical.com

● 喉頭摘出した方が救命処置を必要とするとき、呼吸経路変更の情報を提供できるカード

　入院中から、言葉でコミュニケーションできないこと、筆談やジェスチャーなど「本人が伝えられる方法」を一緒に考えてください。

　なお、手術後、食道発声（➡ p.91 Q43）や、人工喉頭（➡ p.92 Q44）を用いた会話を習得することもできます。このことを、手術前から説明しておくことが、手術後の希望につながります。

参考文献

1） 森満保：イラスト耳鼻咽喉科 第3版，文光堂，東京，2004：140.
2） Thomas JE, Keith RL. 喉頭がん舌がんの人たちの言語と摂食・嚥下ガイドブック 原著第4版 ―将来に向けて―，菊谷武監訳，田村文誉，足立雅利，西脇恵子訳，医歯薬出版，東京，2008.

Q
37

喉頭全摘後、音声リハビリは、どのように進むの？

開始時期・進め方は、発声方法によって異なります。術後のイメージを、術前から具体的にもてるようにすることが重要です。

医師
今野　渉

重要なのは代用音声のリハビリ

喉頭全摘術の術後リハビリテーションで、特に重要なのは音声リハビリテーションです（➡p.89 Q42）。代用音声を習得すると、QOLやコミュニケーション能力の低下を防ぐことができます。

代用音声には、電気人工喉頭による発声、食道発声、シャント発声があります。どの方法を選択するかは、患者の意欲・理解度や身体の状態によって判断します。

電気人工喉頭による発声

器械の「振動する部分」を頸部に押しつけ、咽頭・口腔内の空気を振動させて音声を得る方法です（図1）。

術後早期（1週間程度）から開始でき、少しの練習で習得できるのが利点です。

しかし、音声に抑揚がないこと、片手が塞がってしまうこと（器械を持つ必要があるため）という欠点もあります（➡p.92 Q44）。

食道発声

一度嚥下した空気を逆流させ、咽頭粘膜を振動させて発声する方法です。

食道発声の練習は、術後3週間程度から可能です。道具を必要としないのが利点ですが、

図1　電気人工喉頭（例）

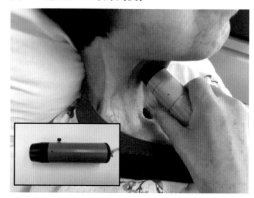

● 電気人工喉頭と実際に使用している様子

発声持続時間が短いこと、習得に練習が必要であることが欠点です[1]（➡p.91 Q43）。

シャント発声

咽頭と気管にシャントを作成し、留置した「ボイスプロテーゼ（シリコン製の小さい弁）」のはたらきにより、気管孔を塞ぐと、呼気が弁を通して咽頭内に流入し、咽頭粘膜を振動させて音声を発する方法です（図2）。

最も自然に近い発声になりますが、シャント作成のため初回手術から数か月後に2期的に手術が必要であること、ボイスプロテーゼの日常的なメンテナンス・定期的な交換が必要になることが欠点です[2]。

図2　シャント発声

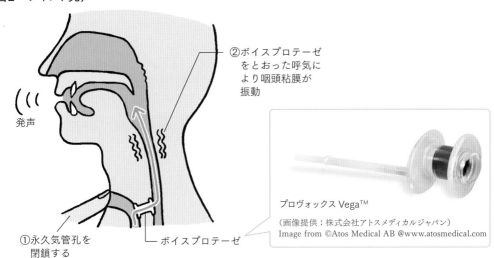

②ボイスプロテーゼ
をとおった呼気に
より咽頭粘膜が
振動

発声

①永久気管孔を
閉鎖する

ボイスプロテーゼ

プロヴォックス Vega™

（画像提供：株式会社アトスメディカルジャパン）
Image from ©Atos Medical AB @www.atosmedical.com

● 永久気管孔を塞ぐことで、呼気がボイスプロテーゼを通り、咽頭粘膜を振動させることにより、音声が出る

参考文献
1)　廣瀬肇：音声再獲得の要点と注意点 食道発声の場
　　合. *JOHNS* 2015；31（4）：485-489.
2)　福島啓文：喉頭全摘後の音声再獲得. *ENTONI*
　　2016；195：65-72.

Q38 永久気管孔造設患者の自己吸引指導のポイントは？

A 気管壁損傷を起こさないように指導します。カテーテル挿入長、吸引時間、吸引圧がポイントです。

看護師 清水和美

医師 平林秀樹

「気管吸引の注意点」を患者にわかるように伝える

■準備のポイント

下気道は「無菌」状態と考えられています。そのため、永久気管孔からの自己吸引では、手洗い・手指消毒が大切です。

あらかじめ挿入範囲を決め、ネラトンカテーテルを持つ位置は、10 ～ 15cmとし、持ったところから先端には何も触れないようにしましょう。

■推奨される吸引圧は、最大で20kPa（150mmHg）

過度に陰圧をかけると、気管の粘膜が損傷し、より重度の低酸素血症を誘発します。20kPa（150mmHg）を超えないように設定します。

■陰圧がかからないように12～15cm挿入

ネラトンカテーテルは、12 ～ 15cmをめやすに、吸気に合わせて、気管分岐部にあたらない位置まで挿入します。

日本呼吸療法医学会の『気管吸引ガイドライン2013』には「開放式であっても、閉鎖式であっても、挿入中は吸引の陰圧を止めておく」[1]と記されています。

吸引圧をかけたまま吸引しても、低酸素血症のリスクは低いとの示唆もありますが、十分なエビデンスがあるとはいいがたいため、筆者は、ガイドラインに沿って「吸引圧をかけずに挿入する」ことをおすすめします。

■陰圧をかけて抜きながら10～15秒で吸引

ガイドラインでは、カテーテル挿入開始から終了まで15秒以内[1]が推奨されています。15秒以上の吸引は、低酸素血症や迷走神経負荷を引き起こし、心機能を不安定化させる原因となります。

吸引操作中のカテーテルの上下や回旋操作は、気管壁を損傷するリスクがあるため、吸引効果が上がると判断されたときのみとします。吸引中は、呼吸に必要な酸素も吸引していることを、忘れずに患者に伝えてください。

引用文献
1) 日本呼吸療法医学会 気管吸引ガイドライン改訂ワーキンググループ：気管吸引ガイドライン2013（成人で人工気道を有する患者のための）. 人工呼吸2013；30（1）：75-91.
2) 森満保：イラスト耳鼻咽喉科 第3版. 文光堂, 東京, 2004：140.

頸部手術時のドレーンには、どんな意味があるの?

多くの場合は「予防的ドレーン」です。滲出液を排出し、創傷治癒を促進し、縫合不全を防ぐことを目的として挿入されます。

医師
西野　宏

ドレーンは目的によって3つに分類される

　ドレーンは、挿入の目的によって、①情報ドレーン（その意義については意見が分かれる）、②予防的ドレーン、③治療的ドレーンの3つに分類されます。

　なお、深頸部膿瘍開放腔に挿入するドレーンは、治療的ドレーンであり、比較的長期間留置されます。

頸部手術の場合

　頸部手術時に挿入する多くのドレーンは、予防的ドレーンです。予防的ドレーンは死腔に貯留する体液を排出することで、創傷治癒を促進させる目的があります。

　死腔を生じなくても、一定量の血液やリンパ液の滲出が予測される場合には、ドレーンを挿入します。この場合、低圧持続吸引器を使用する場合が多いです（図1）。

放射線治療歴があると死腔が生じやすい

　死腔に滲出液が貯留して創傷治癒が遅れると、咽頭粘膜縫縮部位や再建部位の縫合不全をきたすことがあります。

　近年、頭頸部がんの治療体系においては、

図1　喉頭全摘出術

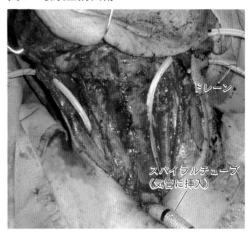

ドレーン

スパイラルチューブ
（気管に挿入）

● 低圧持続吸引ドレーンが、左右の側頸部と咽頭縫縮部左傍間隙に挿入されている。一定量の血液の滲出が予測されるため、左右の側頸部にドレーンを挿入した
● 本症例では、根治照射後の再発に対して甲状腺左葉切除を伴う喉頭全摘出術を施行した。皮膚の伸展性が悪いため、甲状腺左葉切除部位に死腔を生じると考え、ドレーンを挿入した

多くの場合、放射線治療が含まれています。放射線治療後の再発がんに対する救済手術の場合、死腔が生じやすくなっています（放射線治療により、組織に強い線維化を生じているため）。低圧持続吸引を行っても組織が密着せず、明らかな死腔を生じることもまれではありません。

　手術の際には、死腔を生じないように再建組織の容量を大きくする工夫などをしています。

ドレーンは排液方法によって
2つに分類される

　ドレーンは、排液方法によって、①開放式ドレーンと、②閉鎖式ドレーンに分けられます。

　積極的な排液には閉鎖式ドレーンが有効で、多くの場合、携帯用低圧持続吸引バックが用いられています。

*

　ドレーンの抜去は、30mL/24時間が1つのめやすです。ドレーン挿入部位の傷が目立たないように、衣服に覆われる部位に刺入するなどの配慮も大切です。

参考文献
1）　永井秀雄，佐田尚宏，中村美鈴：ドレーン＆チューブ管理マニュアル 改定第2版，学研メディカル秀潤社，東京，2019：270-285.

Column　特定行為としてのドレーン抜去

　2015年から開始された「特定行為に係る看護師の研修制度」に記載される特定行為には、「創部ドレーンの抜去」の項目があります。

　この項目の概要は「医師の指示のもと、手順書により、身体所見（排液の性状や量、挿入部の状態、発熱の有無など）および検査結果などが医師から指示された病状の範囲にあることを確認し、創部に挿入・留置されているドレーンを抜去する。抜去部は開放、ガーゼドレナージ又は閉塞性ドレッシング剤の貼付を行う。縫合糸で固定されている場合は抜糸を行う」とされています。

　特定行為は、手順書すなわち「医師または歯科医師が看護師に診療の補助を行わせるために、その指示として作成する文章」に基づいて行われます。一連の行為を円滑に行うためにも、看護師ドレーンに関する理解を深めることが求められます。

　また、施行された手術術式の理解も必要となります。　　　　　　　　　　　　　　（西野　宏）

Q 40 減圧チューブは、何のために、どこに挿入するの？

「圧を下げたい部位があるとき」に挿入します。
目的に合わせて、可能な限り短期間で抜去できるような配慮が必要です。

医師
西野　宏

減圧には2種類ある

　減圧チューブは、減圧をさせたい部位に挿入します。

　減圧は、①能動的に行う場合（持続吸引ドレナージ）と、②受動的に行う場合（経鼻胃管の開放、ペンローズドレーンの挿入）の2種類があります。

挿入部位は目的によって異なる

　例えば、咽頭縫合部位が脆弱なため「嚥下される唾液を減少させたい」場合には、減圧チューブの先端を、縫合部位の上部に留置します。

　「胃内容物が食道や咽頭へ逆流するのを防ぎたい」場合や、「胃内容物が小腸へ流出するのを避けたい」場合には、胃管を挿入して開放させることがあります。

　いずれも必要かつ可能な限り短期間とするのが鉄則です。

持続吸引を行う場合もある

　特殊な事例として、食道穿孔に対する持続吸引療法（endoluminal vacuum therapy）が報告されています[1]。

　これは、穿孔部位または縫合不全部位を内視鏡下でデブリードメントした後、その部位に吸引用のチューブを刺入したスポンジを内視鏡下で挿入し、そのチューブを持続吸引するものです。

引用文献
1) Walsh LT, Loloi J, Manzo CE, et al. Successful treatment of large cavity esophageal disruptions with transluminal washout and endoscopic vacuum therapy：a report of two cases. *Ther Adv Gastrointest Endosc* 2019；12：2631774519860300. doi：10.1177/2631774519860300

Q41 喉頭微細手術後は、なぜ「発声禁止」なの?

術創の治癒を遅延させる可能性があるからです。発声時の声帯の振動は、手術部位の炎症を悪化させると考えられています。

医師
生野 登

発声時に振動するのは、主として声帯のカバー部分

声帯を「振動」という観点からみると、カバー（粘膜上皮と固有層浅層）、移行部（固有層中間層と深層）、ボディ（声帯筋）の3層に分類できます（図1）。表層のカバーが最も振動しやすく、ボディはほとんど振動しません[1]。

発声時、声門は、呼気が通過する際、左右の声帯を内転させて声門を閉じます。つまり呼気は、声門を無理やり開いて通過するのです。

このとき、主に声帯のカバー部分が、波を打つように振動します。この振動により、声門を通過した呼気が喉頭原音（ブザーのような音）となり、咽頭から口腔を通る過程で声に変換されるのです（➡p.52 ここだけは ）。

発声禁止は術直後のみ

声帯に限らず、一般の創傷治癒の過程は、①炎症期、②増殖期、③再構築期に分けられます。

特に、術直後（炎症期3日目まで）は、炎症細胞から、多量の活性酸素が産生されます。活性酸素は、細菌などを除去してくれますが、周囲の細胞にも障害を与えます。

喉頭微細手術は、声帯のカバーに対する手

図1 声帯の断面図

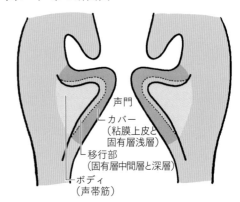

声門
カバー（粘膜上皮と固有層浅層）
移行部（固有層中間層と深層）
ボディ（声帯筋）

術です。声帯は、発声時、1秒間に100～200回振動するため、炎症期に発声すると、カバーに物理的刺激が生じます。その結果、炎症が進み、活性酸素の増加を招く恐れがあるため、発声は控える必要があるのです。

しかし、創傷治癒過程には、物理的刺激も重要な役割を果たすため、長期間の発声禁止は禁物です。正しい発声法で発声を再開するため、声の安静と、音声訓練を含めた術後音声治療が必要となります[2]。

引用文献
1) 森一功：発声器としての喉頭の解剖. 小宮山荘太郎編, 発声障害外来 嗄声の診断と治療, メジカルビュー社, 東京, 2000：2-7.
2) 金子真美, 平野滋：音声外科術後のvoice rest至適期間および音声治療効果について. 音声言語医学 2016；57：193-200.

Q42 喉頭がん術後のコミュニケーションは、どうするの？

喉頭摘出した患者は、「声」を用いたコミュニケーションができません。代用音声による音声機能の再取得を目指します。

医師
阿久津　誠

喉頭摘出術は、治療効果は高いが、発声機能を失う

喉頭がん・下咽頭がんの治療においては、従来から「がんの根治と機能温存」が最大のテーマです。近年では、放射線治療も進歩し、抗がん薬の新規開発も進んでおり、CRT（化学放射線療法）をはじめとする喉頭機能の温存が可能な治療に対する期待が強まっています。

しかし、CRT後の晩期合併症は、患者のQOL低下を招くことがあります。特に、誤嚥性肺炎や心肺機能障害など、死に直結する重篤な有害事象もあります。そのため、手術切除（喉頭全摘術、咽喉頭食道摘出術など）は、長期的にみると、健康寿命の延長、医療費抑制などに貢献できる治療法だと考えられます。

しかし、手術切除の最大のデメリットは、音声発生源である喉頭を摘出しなければならないことです。「話す」ために必要な構造物が失われるため、治療のためとはいえ、大きな代償を伴う治療方法です。

術前から代用音声に関する理解を促すことが大切

術後のコミュニケーションや生活のためにも、代用音声による発声機能の再取得を進めていく必要があります（➡ p.82 Q37）。

代用音声の手段は、現在、①食道発声、②電気人工喉頭、③シャント（気管食道瘻）発声の3種類があります（図1）。

図1　代用音声の種類

A 食道発声	B 電気人工喉頭	C シャント発声

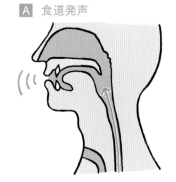 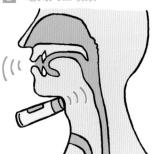 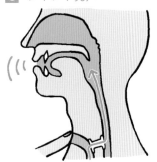

● 代用音声については、公益社団法人 銀鈴会のホームページ（http://www.ginreikai.net）でも詳しく紹介されている

食道発声

食道発声は、空気を呑み込み吐き出すことで生じる気流で、食道粘膜を振動させ音源とする発声方法で、わが国で最も普及している代用発声の方法です（➡p.91 Q43）。

特殊な器具の使用・処置を要さないのが利点です。しかし、長期間の訓練を要しますし、音声再獲得率も決してよいとはいえません。

電気人工喉頭

電気人工喉頭は、電気喉頭を頸部に当てて咽頭粘膜を振動させ、音源とする発声方法です。

食道発声に比べて、習得は比較的容易ですが、得られる音声は機械的で単調です。また、器具を必ず携帯しないといけないのも欠点となります。

シャント発声

シャント発声は、ここ最近普及してきた発声方法です。気管と食道の間にボイスプロテーゼを留置し、発声時に永久気管孔を閉鎖することで、呼気が肺からボイスプロテーゼを経由して食道に流入し、食道粘膜を振動させ音源とします。

短期間の訓練で発声が可能であり、音質も自然で食道発声より音量も大きく、流暢な発声ができるのが特徴です。ただし、手術によるボイスプロテーゼ留置や、定期的なボイスプロテーゼの交換を要します。

■発声教室への参加が有用

代用音声の使用率は、2009年に他施設で行われた調査によると、食道発声：37％、電気人工喉頭：31％、シャント発声：2％、筆談や身振り・手振り：31％となっています[1]。

筆者の施設では、毎週金曜日に発声教室が開催されており、喉頭全摘術を予定している患者には、術前に見学することを勧めています。

発声教室の見学は、患者や家族の不安を解消し、積極的な術後リハビリテーション取り組みにむけて、非常に有用です。また、参加することで、同病者との人間関係を構築でき、社会復帰・社会参加の一助になるため、メリットは大きいと考えられます[2]。

引用文献
1) 金澤成典, 吉野邦俊, 藤井隆, 他：喉頭摘出後の音声リハビリ・代用音声・食生活について－アンケート調査－. 頭頸部外科2012；22（3）：303-310.
2) 畠山義子, 内藤理英：喉頭摘出患者の自己効力感とその影響因子からの支援のあり方. 山梨県立看護大学短期大学部紀要2002；8（1）：65-76.

Q43 食道発声って、どうやって「発声」しているの?

口から取り込んで食道内にためた空気を逆流させながら発声する方法です。半年程度の練習で習得できる患者が多いとされます。

医師
阿久津　誠

食道発声は、わが国で最も普及している代用音声

食道発声は、空気を口から飲み込み吐き出す、いわゆる「ゲップ」の際に生じる気流によって食道粘膜を振動させ、「音源」として発声する方法です。

喉頭全摘術を受けた患者の多くは、喉頭以外の口腔や舌など「構音」に必要な構造物は正常です。音源が獲得できれば、口・舌の形で「声」を作ることができ、その音声を用いてコミュニケーションをとれるようになります。

食道発声は他の方法と異なり、特殊な器具や定期的な処置が不要です。しかし、音源を作り出すために長期の練習が必要となること、独特の難しさがあることから、他の方法より習得率がやや低いといわれています。

なお、食道発声を獲得した患者の約70％は、原音発声ができるようになるまでに半年くらいかかったと報告されています[1]。また、食道発声の習得率は、わが国においては約40％と報告されています[2]。

発声教室への積極的な参加が大事

食道発声ができるようになるまでには、大変な苦労を要します。同じような境遇の方と接することや、皆で発声方法やコツを共有することで、食道発声の習得がより確実なものになると考えられるため、筆者らは、積極的な発声教室への参加[*1]が重要と考えています。

なお、食道発声や電気人工喉頭は、コミュニケーション（特に会話）が十分にできることから、50％程度の患者満足度が得られています[1]。

引用文献
1）　金澤成典, 吉野邦俊, 藤井隆, 他：喉頭摘出後の音声リハビリ・代用音声・食生活について ―アンケート調査―. 頭頸部外科2012；22（3）：303-310.
2）　平野実, 伊東敏雄, 重森優子, 他：喉摘者の社会的, 経済的側面 ―音声の使用度との関連―. 耳鼻臨床1978；71：1287-1295.

＊1　日本喉摘者団体連合会のホームページ（https://www.nikkouren.org）では、各都道府県の食道発声の教室、やサポートについて掲載されている。

Q44 人工喉頭って、どんなもの?

電気剃刀のような形をしている補装具です。喉頭全摘術を受けた患者は、役所に申請すれば支給を受けることができます。

医師
佐々木俊一

人工喉頭はコミュニケーションを助ける器具

　人工喉頭は、電動剃刀程度（直径3cm、高さ10cmほど）の振動体です（➡ p.82 Q37）。1秒間に100回振動するので、人工喉頭を頸部にあてて口の形を変えることで、100Hzの声（音）を出すことができるようになります。術後早期からコミュニケーションを取ることができるのが、最大のメリットです。

　ただし、従来の製品では、どちらか一方の手で人工喉頭を把持するため、片手が塞がってしまうのがデメリットです。

　また、単一音であるため、抑揚をつけることができず、いわゆるロボット的な音声になってしまうという問題点もあります。なお、最近では、声の高低・音量の調節により、従来品よりも抑揚が付けられるものもあります。

人工喉頭は福祉用具

　進行喉頭がんでやむなく喉頭全摘術を受けると、身体障害者福祉法により定められている「音声機能または言語機能の喪失」となります。その場合、都道府県知事の定める医師（通称15条医）の診断書を添えて身体障害者手帳の交付を申請すると、身体障害3級に認定され、人工喉頭という補装具の現物支給を受けることが可能になります。

　ただし、手続き方法・適応条件・給付額などについては、市町村により異なる場合があるので、各市町村役場の福祉窓口へ問い合わせてみてください。

Part 5

扁桃

扁桃の機能と代表的な疾患

中島逸男

扁桃の機能

　扁桃は、外部（鼻や口）から侵入する病原から身を守るために、重要な役割をはたす「リンパ組織」です。特に、乳幼児期には、咽頭粘膜下に豊富なリンパ組織があります。これらのリンパ組織は、アデノイド（咽頭扁桃）や口蓋扁桃、舌扁桃、耳管扁桃とともに、上気道に輪状に並んでいることから、ワルダイエル（Waldeyer）輪と呼びます（図1）。

　これらは、それぞれに異なった生理的な肥大を認めます。さらに、炎症などの二次的な刺激によって生じる「過剰な肥大」は、呼吸困難などのさまざまな上気道症状を引き起こします。

扁桃の疾患と検査

●アデノイド

　アデノイド（咽頭扁桃）は、新生児のときは小さく、3〜7歳で生理的肥大を認め、その後徐々に自然退縮します。

　通常、成人では問題になりませんが、アデノイド増殖による鼻呼吸障害は、小

図1　扁桃

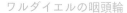

ワルダイエルの咽頭輪

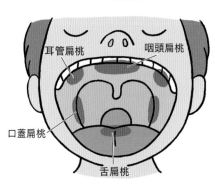

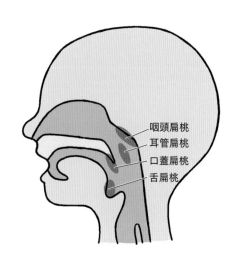

児の（閉塞性）睡眠時無呼吸症の一因になります（➡p.96 Q45）。また、アデノイドに感染が伴うと、さらなる肥大が生じ、鼻・副鼻腔炎や滲出性中耳炎が惹起され、病状の遷延化が起こりえます。

　アデノイドは鼻咽腔の奥にあるため、口腔内からの視診は困難です。そのため、X線検査（上咽頭高圧側面撮影、セファロメトリー［顎顔面形態規格写真］）や、内視鏡を用いた評価が行われます（図2）。

●口蓋扁桃

　口蓋扁桃は、一般に、アデノイドにやや遅れて生理的肥大を認め、7〜9歳で徐々に自然退縮しますが、成人になっても完全に消退することはありません。

　口蓋扁桃は、口腔内から容易に視認できるため、わが国では「山本の分類」[*1]に従って3段階に分けるのが一般的です。

　急性炎症による症状は、発熱や急な咽頭痛のほか、咽頭の粘膜びらんや口内炎様所見などで、軟口蓋の点状出血などを認めればウイルス性の扁桃炎を疑います。小児〜青年では、伝染性単核球症や単純ヘルペスによる扁桃炎も鑑別が必要となります。

　反復性扁桃炎は、急性扁桃炎を繰り返す場合と定義されています。頻度は「年に4回以上」とする意見が多いですが、耳鼻咽喉科医と小児科医で意見が分かれるところです。

　また、口蓋扁桃の大きさに左右差がある場合や、頸部リンパ節の腫脹を伴う場合は、悪性リンパ腫や白血病も鑑別が必要になります。

図2　アデノイドのX線検査（セファロメトリーの例）

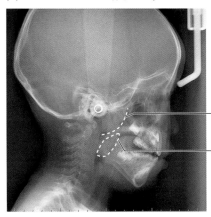

　　　　　　　　　　　　　　　　　　　　── 肥大したアデノイド

　　　　　　　　　　　　　　　　　　　　── 肥大した口蓋扁桃

● 肥大したアデノイドと口蓋扁桃の大きさがわかる

参考文献
1)　中島逸男：小児睡眠時無呼吸症候群のup to date，2．小児OSA治療の最前線．第26回小児呼吸器セミナー テキスト，日本小児呼吸器学会，2019：5-9.

＊1　山本の分類：口蓋扁桃肥大の程度を分類するもの。前後の口蓋弓が形成する面からわずかに突出する程度がⅠ度肥大、正中に達する程度がⅢ度肥大、Ⅰ度とⅢ度の中間がⅡ度肥大とされる。

Q45 睡眠時無呼吸症候群の検査って、どんなもの？

一泊入院で終夜睡眠ポリグラフ検査を行います。入院が難しい場合には、在宅で検査する方法もあります。

医師
中島逸男

問診と機器を用いた標準的検査を行う

■患者・家族への問診

睡眠時無呼吸症候群（sleep apnea syndrome：SAS）の場合、本人からだけでなく、家族やパートナーからの問診も重要です。中途覚醒の有無や寝起きの様子、日中の症状を詳細に聴取します。いびき以外の睡眠障害を合併していることも少なくないため、睡眠環境や睡眠習慣の確認は必須です。

また、職業ドライバーの場合、社会的責任も伴うため、不適切な労働環境や眠気の過少申告がないか注意します。

■標準的検査法

標準的検査法の1つに、一泊入院で行う終夜睡眠ポリグラフ検査（polysomnography：PSG）があります（図1）。PSGでは、脳波を含めた多数のモニターを装着し、夜間を通して、眠りの深さや体の向き、いびき音の有無、無呼吸や低呼吸の有無、手足の動き、心拍数などを記録します。治療対象となるのは、一定以上の睡眠中の無呼吸や低呼吸が確認された場合です（図2）。

在宅で検査する場合には、携帯型検査装置（out center of sleep testing：OCSTもしくはhome sleep testing：HST）を使用します。

幼児や小児の場合、PSG環境の整備や、

図1　PSGの概要

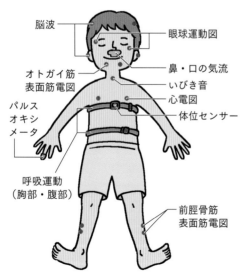

脳波
眼球運動図
オトガイ筋
表面筋電図
鼻・口の気流
いびき音
パルス
オキシ
メータ
心電図
体位センサー
呼吸運動
（胸部・腹部）
前脛骨筋
表面筋電図

図2　SASの基本的な診療手順

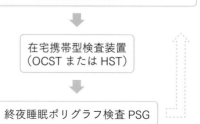

詳細な問診
（睡眠環境、睡眠習慣、既往・内服歴）
鼻腔を含む上気道・頸部の形態評価
鼻腔通気度測定、BMIの算出（肥満度）
画像検査（セファロメトリー、CTなど）
質問票：Epworth Sleepiness Scale など、
在宅睡眠動画記録

在宅携帯型検査装置
（OCST または HST）

終夜睡眠ポリグラフ検査 PSG

良好なデータ収集・解析には多くの労力を要するため、睡眠動画を診断の参考にする場合もあります。

扁桃摘出は解剖学的要因がある場合に行われる

■小児の場合

アデノイド（咽頭扁桃）や口蓋扁桃の肥大が原因でSAS（主に閉塞性睡眠時無呼吸症［obstructive sleep apnea：OSA]）が生じている場合、手術によって切除・摘出することで、その多くが治ります。

アレルギー性鼻炎や副鼻腔炎などがあると、鼻呼吸が障害され、容易に睡眠中の呼吸障害が生じるため、家庭での鼻吸引や薬の内服、点鼻（はなスプレー）による治療を行います。

また、高度の肥満がある場合には、医師の指導に基づき、食事療法や運動療法を行います。

■成人の場合

肥満を伴わず、上気道の虚脱が軟口蓋・口蓋扁桃を中心に生じている場合は、外科的に根治する可能性がありますが、扁桃摘出の適応になる場合は多くありません。

そもそも（閉塞性）睡眠時無呼吸症が多因子疾患であることを考えると、上気道虚脱が解剖学的要因よって生じている場合にのみ、外科的治療の効果が期待できます。

参考文献
1) 中島逸男：講座 睡眠時無呼吸症候群. 日本気管食道科学会 専門医通信 2019；59：17-21.

1

検査・治療

Column　扁桃病巣感染症

病巣感染とは「どこかに感染巣があって、それが元で、感染巣とは直接関係がない臓器に病気が生じる」という概念です。なかでも、扁桃の炎症がさまざまな全身症状を引き起こすことがあり、このような扁桃のことを病巣扁桃といいます。扁桃の炎症が引き起こす病気として有名なのが、IgA腎症と掌蹠膿疱症です。

IgA腎症は、若年者でも約40％が腎不全になる予後不良な疾患です（➡ p.98 Q46）。現在では、病巣扁桃に相当する口蓋扁桃を摘出し、術後にステロイドを中心とした治療を行うことで、腎機能保持率、腎生存率がともに90％超えるなど一定の効果が得られています。

掌蹠膿疱症は、中高年の女性に好発する難治性の慢性皮膚疾患で、口蓋扁桃の摘出により80～90％の高い治療奏効率を認めます。

最近の研究からは、これらの背景には、遺伝的素因の他に、扁桃の常在菌に対する免疫寛容（通常の生体内では常在菌を抗原として認識しない）が破綻し、過剰な免疫応答をきたしていることが明らかになってきました。すなわち、IgA腎症や掌蹠膿疱症では細菌に対する過剰な免疫応答の場である口蓋扁桃を摘出することが有効となるのです。

扁桃の炎症は「時としてさまざまな病気の源になる」と理解したいですね。

（中島逸男）

Q46 IgA腎症で、扁桃摘出（扁摘）を するのは、なぜ？

扁摘を行うと、血液透析への移行を 回避できる可能性があるからです。

医師

金谷洋明

IgA腎症の発症には 扁桃が深くかかわっている

　IgA腎症は、免疫グロブリンであるIgAが、腎臓の糸球体に沈着することによって生じる糸球体腎炎です。わが国ではほとんどが検診で発見され、有病者は約3万人と推定されます。進行は緩徐ですが、最終的には約4割の患者が末期腎不全となり、血液透析療法が必要となります。

　IgA腎症の原因として、リンパ組織である口蓋扁桃でのIgAの過剰産生が推定されています。健常者でも、上気道炎の際にはIgAが産生されますが、特にIgA腎症の患者では、腎糸球体に沈着しやすい異常な構造のIgAが産生されると考えられています。

IgA腎症の治療は「ステロイドと 扁摘」が基本

　糸球体での炎症を抑えるために、副腎皮質ステロイド薬の使用が推奨されています。また、異常なIgAの産生を断つ目的で、口蓋扁桃摘出術（扁摘）も選択肢となります[1]。

　IgA腎症の患者に扁摘とステロイド製剤投与を行うと、長期予後が改善することが報告[2]されています。

　腎機能が良好なうちに扁摘を行うことは、腎機能の悪化を防ぎ、結果として血液透析を回避できる可能性があります。

近年では移植前に 予防扁摘を行う

　末期腎不全となったIgA腎症患者に腎移植が施行された場合、移植腎にIgA腎症が再発することがあります。最近では腎移植前または移植後に扁摘が行われます（予防扁摘）。周術期合併症の頻度は、通常の扁摘と予防扁摘とでは差はなかったとの報告があります[3]。

引用文献
1) 丸山彰一監修，厚生労働科学研究費補助金難治性疾患等政策研究事業（難治性疾患政策研究事業）難治性腎疾患に関する調査研究班編：エビデンスに基づくIgA腎症診療ガイドライン2017，東京医学社，東京，2017：91-93.
2) Hotta O, Miyazaki M, Furuta T, et al. Tonsillectomy and steroid pulse therapy significantly impact on clinical remission in patients with IgA nephropathy. *Am J Kidny Dis* 2001；38：736-743.
3) 永井世里，竹本直樹，江崎伸一，他：IgA腎症における腎移植後予防的扁桃摘出術．口咽科2016；29：189-193.

Part 6

甲状腺

甲状腺の機能と代表的な疾患

平林秀樹

甲状腺の機能

甲状腺は、蝶が羽を広げたような形をしている重さ10〜20g程度の小さな臓器です（図1）。内分泌器官の1つで、海藻に含まれているヨウ素を材料にして、甲状腺ホルモンを作る機能をもっています。

甲状腺ホルモンには、新陳代謝（食物として摂取したタンパク質・脂肪・炭水化物を代謝し、体の組織を作る材料や体を動かすエネルギー源として利用する）の過程を刺激し、促進する作用があります。また、胎児の発育や子どもの成長においても、重要な役割をもっています。

甲状腺ホルモンには、4つのヨウ素を持つサイロキシン（T_4）と、3つのヨウ素をもつトリヨードサイロニン（T_3）の2種類があります。甲状腺では主にT_4が合成され、肝臓などでT_4がT_3に変換されることによって、ホルモンとしての働きを発揮するようになります。

甲状腺の検査

甲状腺機能検査には、血液検査、超音波検査、画像検査（CT、MRI）などがあります。

血液検査では、甲状腺刺激ホルモン（thyroid stimulating hormone：TSH）、遊離サイロキシン（free T_4：fT_4）の測定を行います。

このとき、橋本病を疑う場合は甲状腺グロブリン抗体（TgAb）を、バセドウ病を疑う場合はTSH受容体抗体を測定します。わが国では、食事由来ヨード摂取率の違いから、橋本病ではTgAbのほうが、抗甲状腺ペルオキシダーゼ抗体（TPOAb）に比べて感度が高いとされています。

TSH、fT_4の値に関係なく甲状腺の疼痛が強い場合、亜急性甲状腺炎であることが多いです。また、サイログロブリンは多様な疾患で上昇します。

代表的な疾患

甲状腺に関連する疾患は「甲状腺機能亢進症」「甲状腺機能低下症」「腫瘍」に分類されます。

甲状腺機能亢進症には、バセドウ病、プランマー病、甲状腺クリーゼ、亜急性甲状腺炎があります。

　甲状腺機能低下症には、慢性甲状腺炎（橋本病）、先天性甲状腺機能低下症（クレチン症）、甲状腺炎、無痛性甲状腺炎、亜急性甲状腺炎、慢性甲状腺炎、急性化膿性甲状腺炎があります。

　腫瘍には、甲状腺腫、甲状腺腺腫、甲状腺がんがあります。

　また、特殊な形の疾患として、慢性甲状腺炎から発症する悪性リンパ腫も経験します。

図1　甲状腺とその周囲の構造

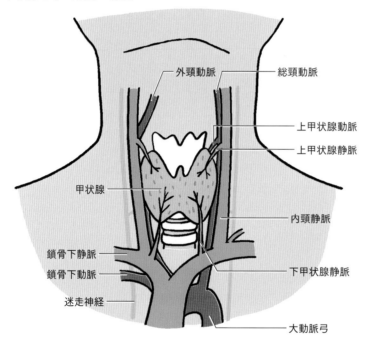

外頸動脈
総頸動脈
上甲状腺動脈
上甲状腺静脈
甲状腺
内頸静脈
鎖骨下静脈
鎖骨下動脈
下甲状腺静脈
迷走神経
大動脈弓

Q47 甲状腺摘出後は、何に注意して観察・対応する?

甲状腺機能低下による症状に注意が必要です。うつ病のような状態となることもあります。

医師
平林秀樹

甲状腺機能が低下すると種々の症状が起こる

甲状腺がんや喉頭がん、下咽頭がんによる合併切除で、甲状腺が全摘されることがあります。

甲状腺全摘を行うと、われわれの身体を恒常的に維持するために必要なホルモンがつくられなくなり、甲状腺機能低下の状態になります。

甲状腺機能低下の状態は、活気の低下、下腿の浮腫、体温低下など、さまざまな症状を引き起こします。時にはうつ病と診断されることもあります。

血液検査に基づいて薬剤を調整する

検査として行われるのは、血液検査による甲状腺ホルモンの測定です。一般的に、TSH（甲状腺刺激ホルモン）、fT_4（遊離サイロキシン）、fT_3（遊離トリヨードサイロニン）を測定します。

がんの場合、全摘出が行われることが多いです。また、甲状腺機能亢進症（バセドウ病）でも内服薬でのコントロールが不良な場合や、巨大で亜全摘が困難な場合、抗甲状腺薬の副作用で貧血や重度の皮疹などをきたす場合も全摘となります。これは、ホルモンを抑制するよりも、補ったほうが甲状腺ホルモンのコントロールを行いやすいことにも関係しています。

治療としては、甲状腺薬（レボチロキシン［チラーヂン®］など）の内服を行います。

画像検査で、がんの再発・転移を検索する

甲状腺全摘例にはがん患者が多いため、再発検索を目的に、頸部の超音波検査や、頸部・胸部のCT検査も必要です。

また、甲状腺の転移部位は放射性ヨードを取り込むことが多いため、ヨードシンチグラムも転移先の検索に有用です。

甲状腺がんの局所再発や、頸部のリンパ節での再発は、再手術を行うのが原則です。しかし、甲状軟骨や輪状軟骨、気管軟骨に浸潤が疑われた際は、喉頭全摘も必要になることがあります。

Q48 甲状腺摘出後の患者に対する生活指導の注意点は？

定期的に血液検査を行い、甲状腺ホルモン値を確認します。全摘の場合は、副甲状腺ホルモンにかかわるカルシウム値も確認します。

医師
平林秀樹

定期的なホルモン検査の重要性を説明する

甲状腺摘出術には、全摘術と亜全摘術、葉切除術、核出術があります。

甲状腺ホルモンは、正常の甲状腺組織が1/10残っていれば正常値を示すとされます。しかし、術前に放射線治療などが行われている場合は条件が異なり、機能低下をきたす可能性があります。つまり、一部の甲状腺組織が残っていても、術後しばらくはこまめな血液検査が必要だということです。

甲状腺の摘出術を受けた際は、術後のホルモン検査は必須です。甲状腺ホルモンが低下すると、代謝が低下し、浮腫や倦怠感など、さまざまな症状をきたします。

なお、甲状腺ホルモンは約2週間体内に留まるとされるため、術後1回の検査が正常であっても注意が必要です。

全摘の場合はカルシウム値にも注意する

甲状腺が全摘されていると、副甲状腺も全摘されます（→p.110 Q53）。そのため、甲状腺ホルモンだけでなく、副甲状腺ホルモンの低下も合併する可能性があります。

副甲状腺機能が低下すると血中カルシウム濃度が低下することが知られています。甲状

図1　甲状腺摘出の種類

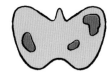

全摘

● 甲状腺を全部切除

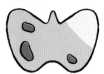

亜全摘

● 大部分の甲状腺を切除

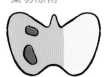

葉切除術

● 腫瘍のある側の甲状腺（場合により峡部も）を切除

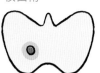

核出術

● 腫瘍のある部分のみを切除

腺全摘を受けている患者では、甲状腺ホルモンおよび副甲状腺ホルモンの低下をきたすので、治療が必要です。

■副甲状腺ホルモンの補填薬は存在しない

甲状腺ホルモンは補填薬がありますが、副甲状腺ホルモンの補填薬はありません。そのため、腸管からの吸収を増やす以外の方法（カルシウム製剤とビタミンD製剤の内服）はありません。

注意が必要なのは、血清カルシウム値です。血清カルシウムは腸管からの吸収が変動することから、低値・高値のいずれもきたすことがあります。定期的な血液検査が必要とされます。

Q49 レンバチニブ使用時の患者指導のポイントは？

副作用について説明します。すべての副作用が
必ず起こるわけではありませんが、正しい知識
があれば、早期に対応できるためです。

薬剤師
上野香奈子

高血圧、下痢、手足症候群には特に注意

レンバチニブ（レンビマ®カプセル）は、分子標的薬に分類される抗がん剤です。

分子標的薬は、殺細胞性抗がん剤とは作用機序が異なるため、嘔気、脱毛、骨髄抑制といった、いわゆる「抗がん剤の副作用」とは異なる症状が出現することが知られています（表1）。

■高血圧と下痢

特に出現頻度が高いのは高血圧です。患者には、服用開始時より「レンビマ®Diary」を活用し、毎日血圧測定を行う習慣をつけてもらう必要があります。

高血圧および高血圧クリーゼ（頭痛、めまいなど）があった場合は、すみやかに報告するよう指導します。副作用の状況によっては、投与中止・投与量の変更や、降圧薬の開始がなされます（「減量、休薬及び中止基準」を参考にして決定される）。

また、レンビマ®の副作用として下痢が起こることもあります。高血圧に対して利尿薬を使用している場合は、下痢に伴う脱水に特に注意が必要です。

■手足症候群

手足症候群は、特に患者指導が重要となる

表1　レンビマ®の主な副作用

日本人における主な副作用	発現頻度	発現時期 ＊中央値（最小値、最大値）
高血圧	86.7％	8.0日（1日、127日）
手足症候群	70.0％	36日（3日、225日）
タンパク尿	66.7％	43日（13日、560日）
疲労	63.3％	
下痢	60.0％	
食欲減退	60.0％	
口内炎	53.3％	
骨髄抑制	46.7％（血小板減少症）16.7％（血小板数減少）13.3％（白血球数減少）	15日（8日、309日）

エーザイ：レンビマ適正使用ガイド．https://medical.eisai.jp/products/LEN_C4_H/（2021.3.29アクセス）．より引用

副作用の1つです。

自覚症状としては、手指、踵のような、物理的刺激のかかる部位に生じる紅斑や水疱が認められます[1]。

予防的に保湿を目的とした外用薬が処方されることも多いです。外用薬は擦り込まず、肌の負担にならないように塗布するといった適切な使用方法を指導するほか、皮膚の清潔

表2　手足症候群予防のためのスキンケアのポイント

- ハンドクリームなどの保湿剤を毎日手足に塗る

- 手に負担をかける作業は最小限にする
  →水仕事を行う場合には、ゴム手袋をするように指導する

- 足の負担を減らすように心がける
  →例えば、長時間の歩行を避けたり、履き慣れた靴を履くようにする

- 皮膚への刺激を減らすように工夫する
  →例えば、熱いお風呂に入るのを避けたり、直射日光を避けることが重要である

井ノ口岳洋：レンビマ®には、どのような副作用があるの？. 伊勢雄也監修, 林太祐編, くすりに関するナースのギモン, 照林社, 東京, 2020：158. より引用

を保つ・刺激を避けるといった発症予防・重症化予防のための指導も大切です（表2）。

＊

上記以外にも、食欲低下や疲労感、タンパク尿（腎障害）、口内炎といった「患者自身が気づける副作用」について、十分に指導し、理解してもらうことが、副作用早期発見・早期対処、重篤化防止につながります。

文献
1) 厚生労働省：重篤副作用疾患別対応マニュアル 癌 手足症候群. https://www.mhlw.go.jp/stf/seisakunitsuite/bunya/kenkou_iryou/iyakuhin/topics/tp061122-1.html（2021.3.29アクセス）.

Q50 ドレーンって、どう使い分けているの？

甲状腺手術後は、出血量の把握が最も大切です。そのため、ウーンドサクションによる持続吸引が選択されます。

医師

佐々木俊一

ドレーンは目的・排液方法・原理を知って使い分ける

■目的による分類

予防的ドレナージ、治療的ドレナージ、情報的ドレナージの3つに分類されます。

目的による「使い分け」の例を以下に示します。

- **予防的ドレナージ**：感染の危険性があるときなどや、縫合不全が高確率に予想される手術の術後など
- **治療的ドレナージ**：滲出液・膿などの貯留により、疼痛・発熱などを生じている場合
- **情報的ドレナージ**：術後の出血量・縫合不全・感染などの早期発見

■排液方法による分類

閉鎖式ドレナージ、開放式ドレナージ、半閉鎖式ドレナージの3つに分類されます。

各方法の特徴を以下に示します。

- **閉鎖式ドレナージ**：外界との交通が創部を含めて閉鎖空間になっているもの。逆行性感染のリスクが少なく、排液量の正確な測定が可能
- **開放式ドレナージ**：毛細管現象を利用した方法。体表から2cmほどドレーンが出ているため、逆行性感染のリスクあり
- **半閉鎖式ドレナージ**：開放性ドレナージにオープントップ型パウチを貼り、外界と遮断させた状態のもの

■原理による分類

能動的ドレナージ、受動的ドレナージの2つに分類されます。

それぞれのしくみを以下に示します。

- **能動的ドレナージ**：陰圧をかけて排液を促す方法。主に胸腔ドレナージで使用される持続吸引（低圧持続吸引器）と、ウーンドサクション（創部にドレーンを留置し、接続した排液バックに陰圧をかける方法）がある。ウーンドサクションでは、排液量の増加に伴い吸引圧が低下するものもあるため、こまめな排液の処理とチューブの閉鎖予防のため定期的なミルキングが必要
- **受動的ドレナージ**：圧差や重力を利用しサイフォンの原理により排液を促す方法。排液バックはドレーンの留置部よりも低い位置に置く必要がある

甲状腺手術後は「排液量の把握」が重要（図1）

甲状腺手術では、咽喉頭・気道・食道といった内腔との連続は通常認めません。

また、甲状腺は血流豊富な臓器であるため、術後管理としては、術後出血の早期発見

図1　甲状腺手術後のドレナージの位置づけ

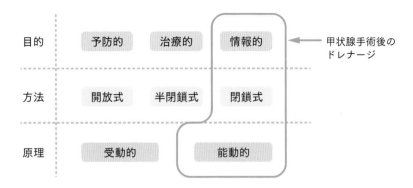

が、重要な観察事項の1つになります。つまり、目的による分類は「情報的ドレナージ」に該当します。

　また、排液量（出血量とほぼ同量と考えられる）を正確に把握したいため、排液方法による分類としては「閉鎖式ドレナージ」が、原理による分類としてはウーンドサクションによる持続吸引としての「能動的ドレナージ」が用いられることが多いです。

■「排液量＝出血量」ではないことを理解する

　術後出血が起こった場合、ドレナージで排液される量より実際の出血量が上回り、創部に排液されない出血が貯留することにより、創部腫脹という状況が発生します。そのため、実際の出血量のみならず、創部の観察（腫脹の有無）とドレナージは密接な関連があり、排液量のみならず、頸部の変化に留意が必要です。

Q51 ドレーン固定は、どんな方法で行われるの?

甲状腺手術後は、ドレーンを皮膚に縫合固定し、刺入部を被覆するのが一般的です。

医師
佐々木俊一

刺入部が患者に見えないように固定する

　甲状腺術後のドレーンの固定には、通常絹糸を用いて刺入部で直接皮膚に縫合固定し、切れ込みを入れたガーゼ、あるいは透明なテープで刺入部を被覆します（図1）。ポイントは「ドレーン刺入部を患者が直視できないようにする」ということです。

　術後一定時間が経過し、酸素投与・ベッド上安静が解除された後には、ドレーンのチューブをベッド柵などに引っ掛けないような注意が必要になります。

*

　甲状腺手術後のドレナージで最も重要なの

図1　固定の例

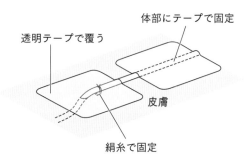

は、「術後出血の早期発見」です。術後出血が起こりやすい時間帯（術後3〜5時間、経口摂取開始時）には、特に注意深く観察する必要があります。

Q52 甲状腺と副甲状腺って、何が違うの？

まったく違う臓器です。甲状腺は甲状腺ホルモン、副甲状腺は副甲状腺ホルモン（パラソルモン）を分泌します。

医師
平林秀樹

甲状腺は内胚葉、副甲状腺は咽頭嚢上皮から発生する

　甲状腺は頸部前面の内分泌器官で、甲状腺ホルモン（トリヨードサイロニン、サイロキシン、カルシトニンなど）を分泌します。発生的には受精後に内胚葉から組織形成される器官で、上下長は5cmまで、前後厚は1.5cmまで、峡部厚は4mmまでが正常とされています。ヒトの甲状腺は、蝶々が羽を広げて、鎧甲で覆った形状をしているので、中国語と日本語で甲状腺と呼ばれています。

　副甲状腺は、甲状腺に隣接する内分泌腺の一種で、ヒトでは2対計4個が存在します。上皮小体とも呼ばれます。パラソルモンなどを分泌し、カルシウムおよびリン酸の調節を司ります。発生学的には魚類の鰓に対応すると考えられています。

副甲状腺は「上皮小体」とも呼ばれる

　わが国において、「副甲状腺」という呼称を用いるのは、内科小児科系が多いです。これは、解剖学的に甲状腺の近くに位置すること、早期の発生段階が甲状腺に類似すること

図1　副甲状腺

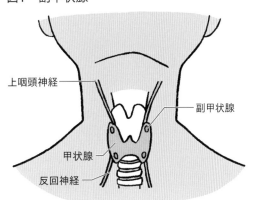

上咽頭神経
副甲状腺
甲状腺
反回神経

によりますが、正確には、発生学的のみならず比較解剖学的に甲状腺とはまったく別個のものです。

　一方、外科系では、上皮小体（第3・4咽頭嚢の上皮に発生した小臓器という意味）、と呼ばれることが多いです。これは、ドイツ医学が上皮小体という名称を用いたためです。

　また、他の多くの脊椎動物の場合、副甲状腺（上皮小体）は、甲状腺の傍にはありません。したがって、「副甲状腺という紛らわしい名称は避けたほうがよい」とする意見もあります。

2
副甲状腺との関係

Q53 副甲状腺自家移植、できない患者がいるのは、なぜ?

副甲状腺と、がんのリンパ節転位の鑑別が難しいためです。可能であれば、1腺であっても、自家移植を行います。

医師

平林秀樹

自家移植ができれば、服用する薬剤を増やさずにすむ

甲状腺・副甲状腺全摘後の患者は、自動的に、甲状腺機能および副甲状腺機能が低下します。

それらを改善するために、甲状腺ホルモン、乳酸カルシウム、ビタミンDなど、少なくとも3種類の内服を一生しなければなりません。高齢になると内服薬も増えてきますから、1剤でも減らしたいところです。

副甲状腺を全摘したら可能な限り自家移植を実施

通常、副甲状腺を全部摘出した際は、1腺でも胸鎖乳突筋内に自家移植を行います。

しかし、以下の場合には、リンパ節転移か副甲状腺かの鑑別が難しく、自家移植ができないことがあります。

①甲状腺がんで両側のリンパ節に転移を認める場合

②喉頭がんや下咽頭がんの頸部転移のため、広範な郭清と、遊離空腸などによる再建が必要な場合

ちなみに、原発性副甲状腺腫や過形成で、1腺のみの病変の際は、他の3腺の機能が正常であれば、自家移植の必要はありません。

Part 7

頭頸部

頭頸部の機能と代表的な疾患

坂本耕二

頭頸部の機能

頭頸部とは「鎖骨より頭側で、脳より足側」の部位を指します。この部位には、呼吸・摂食嚥下など生命維持にかかわる臓器や、五感のうちの4つ（嗅覚、視覚、味覚、聴覚）や発声・構音といった生活の質（QOL）にかかわる機能をつかさどる臓器が存在しています（図1）。頭頸部の臓器とその機能を表1に示します。

また、頭頸部にはすべての脳神経が走行しており、嗅覚（Ⅰ）、視覚（Ⅱ）、眼球運動（Ⅲ・Ⅳ・Ⅵ）、顔面知覚（Ⅴ）、顔面運動・味覚（Ⅶ）、聴覚・平衡覚（Ⅷ）、嚥下・味覚（Ⅸ）、発声（Ⅹ）、肩挙上（Ⅺ）、舌運動（Ⅻ）などの機能をつかさどっています。

頭頸部の検査

鼻腔・口腔・咽喉頭については、内視鏡検査を含めた「視診」で、病変の有無や神経の障害の有無を確認します。リンパ節や唾液腺、甲状腺の病変の有無は、頸部触診や超音波検査で確認します。急性炎症が疑われる場合は血液検査を行います。

上記の検査で異常を認めた場合は、細胞診や生検を行って診断を確定し、CTやMRIなどで病変の範囲や補助診断を行います。

がんの場合は、さらにPET-CTを追加して遠隔転移の検索を行うことがあります。また、口腔・咽喉頭がんの場合は、食道がんの合併が多いため、上部消化管内視鏡検査を追加します。

代表的な疾患

頭頸部に発生する疾患には、急性感染症、良性腫瘍や悪性腫瘍（がん）があります。

急性感染症としては、急性扁桃炎や扁桃周囲膿瘍（➡p.44 Q20）、急性喉頭蓋炎（➡p.54 Q23）、深頸部膿瘍が重要です。

図1　頭頸部の臓器

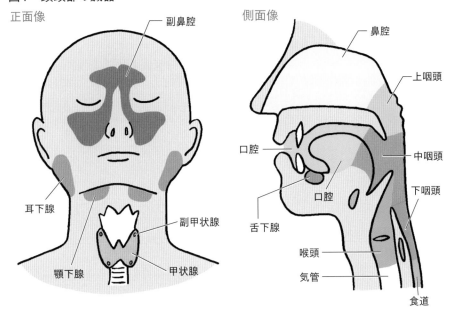

正面像

- 副鼻腔
- 耳下腺
- 副甲状腺
- 顎下腺
- 甲状腺

側面像

- 鼻腔
- 上咽頭
- 口腔
- 中咽頭
- 下咽頭
- 口腔
- 舌下腺
- 喉頭
- 気管
- 食道

表1　頭頸部の臓器と機能

頭頸部の臓器	機能
鼻腔・副鼻腔（上顎洞・篩骨洞・蝶形骨洞・前頭洞）	呼吸、嗅覚
口腔（舌・口腔底・歯肉・頬粘膜・硬口蓋）	摂食・咀嚼・嚥下・構音・味覚
上咽頭	呼吸
中咽頭（軟口蓋・口蓋扁桃・舌根・後壁）	嚥下、味覚
下咽頭（梨状窩・輪状後部・後壁）	嚥下
喉頭（声門上・声門・声門下）	呼吸、発声
気管	呼吸
外耳・中耳・内耳	聴覚、平衡
唾液腺（耳下腺・顎下腺・舌下腺・小唾液腺）	唾液分泌
甲状腺・副甲状腺	ホルモン分泌
リンパ節	免疫

●ケアにおけるポイント

　頭頸部に生じる疾患の看護では、気道の問題が最も重要になります（➡ p.x プロローグ ）。

　気道緊急をきたす原因疾患は、急性感染症（急性喉頭蓋炎、深頸部膿瘍）や、悪性腫瘍（喉頭・下咽頭進行がん、甲状腺進行がんなど）が挙げられます。そのため、患者からの呼吸苦の訴えや、喘鳴の有無などについて注意が必要です。

Q54 頭頸部がんは、どこに発生するがんなの？

頭頸部のどの臓器にも発生します。多いのは、口腔がん、喉頭がん、下咽頭がん、中咽頭がんです。

医師
坂本耕二

頭頸部がんは「頭頸部の臓器」に発生したがんの総称

　がん全体のなかで、頭頸部がんの占める割合は約5％と少ないです。

　頭頸部がんは「頭頸部の臓器」に発生します。具体的には、外耳がん、中耳がん、鼻副鼻腔がん、口腔がん、上咽頭がん、中咽頭がん、下咽頭がん、喉頭がん、気管がん、唾液腺がん、甲状腺がん、副甲状腺がん、原発不明がん頸部リンパ節転移、悪性リンパ腫があります。

　悪性リンパ腫と甲状腺がんを除いた2016年の症例登録数をみると、口腔がん、喉頭がん、下咽頭がん、中咽頭がんで80％以上を占めています（表1）。

リスク因子は、がん種によって異なる

　頭頸部がんの発症リスクは、飲酒（口腔がん、中咽頭がん、下咽頭がん）、喫煙（口腔がん、中咽頭がん、下咽頭がん、喉頭がん）、う歯・歯牙鋭縁（口腔がん）、特定の化学物質や粉じんへの曝露（鼻副鼻腔がん）、EBウイルス感染（上咽頭がん）、ヒトパピローマウイルス感染（中咽頭がん）などがあります。

　近年、副鼻腔がんは減少傾向にあります。また、喫煙率の低下に伴い、喉頭がんは減少傾向です。

表1　頭頸部がんの症例登録数

部位	登録数（例）	割合（％）
口腔	2919	24.9
喉頭	2387	20.4
下咽頭	2504	21.4
中咽頭	1976	16.9
上咽頭	382	3.3
鼻腔	420	3.6
上顎洞	467	4.0
唾液腺	661	5.6
合計	11716	100

日本頭頸部癌学会悪性腫瘍登録委員会編：全国登録2016年度初診症例の報告書. http://www.jshnc.umin.ne.jp/pdf/2016syourei_houkoku.pdf（2021.3.29アクセス）. より引用.

　一方、口腔がん、下咽頭がん、中咽頭がんは、増加傾向にあります。甲状腺がんや悪性リンパ腫も多いですが、他の専門科が担当することもあります。

　なお、外耳がんや中耳がん、気管がんは、比較的まれながんといえます。

参考文献
1)　津熊秀明，井岡亜希子，大島明，他：我が国におけるがん罹患動向と頭頸部がん. 頭頸部癌2006；32（3）：292-299.

Q55 頭頸部がんでは、どんな症状が出現するの？

がんの発生した臓器の機能障害に伴って生じる症状や、周囲の神経への浸潤で生じる症状、治療に伴って生じる症状があります。

医師
坂本耕二

がん種によって現れる症状はさまざまである

　頭頸部がんでは、腫瘍発生部位の出血や疼痛の他、物理的変化による症状（通過障害、腫脹など）や、近傍を走行する神経の障害による症状が挙げられます（表1）。

■声門がん以外は、早期発見が難しい

　喉頭がんのなかでも、声帯に発生する「声門がん」は、早期から嗄声の症状が出るため、早期がんの状態で診断されることが多いです（➡p.61 Q26 ）。

　しかし、咽頭がんは、早期がんの間はほとんど症状が出ないため、上部消化管内視鏡検査などで偶発的に診断される以外は、進行がんの状態で診断されることが多いです。

　進行した喉頭がんや下咽頭がんの患者は、嚥下困難や呼吸困難で病院を受診することがあり、緊急気道確保が必要なことがあります（➡p.54 Q23 ）。

表1　頭頸部がんとその症状

がんの種類	がんによる症状	神経の障害による症状
鼻副鼻腔がん	鼻出血、鼻閉、頬部の腫脹・疼痛、流涙、複視	上顎神経麻痺（頬部知覚低下）
口腔がん	疼痛、呂律障害、嚥下障害	舌下神経麻痺（呂律、嚥下障害）
上咽頭がん	鼻出血、鼻閉、一側性伝音難聴（滲出性中耳炎）	外転神経麻痺（複視）
中咽頭がん	嚥下痛、開口障害、含み声	
下咽頭がん	嚥下痛、嚥下障害	反回神経麻痺（嗄声）
喉頭がん	嗄声、呼吸困難	反回神経麻痺（嗄声）
気管がん	血痰、呼吸困難	
唾液腺がん	耳下部腫脹、顎下部腫脹、疼痛	舌神経麻痺（舌の知覚障害） 舌下神経麻痺（呂律、嚥下障害） 顔面神経麻痺
甲状腺がん	前頸部腫脹	反回神経麻痺（嗄声）
悪性リンパ腫	頸部リンパ節腫脹、発熱	

治療に伴ってQOL低下を
きたすこともある

　頭頸部がんの手術は大きくボディイメージが変化するものが多いです。口腔がん手術では構音・嚥下障害をきたしたり、喉頭全摘では失声をきたしたりと、QOLが低下することもあります。

　また、臓器温存治療とされる放射線療法も粘膜炎や皮膚炎の他、味覚障害や唾液腺障害（口腔乾燥）、嚥下障害などをきたすことがあり、治療開始時から症状に合わせたケアが必要です（➡ p.163 Q77）。

　化学療法（抗がん剤）の副作用には、悪心・嘔吐、腎機能障害、肝機能障害、骨髄抑制などがあり、症状軽減のためのケアが必要です（➡ p.65 Q28）。

新規治療に関しては
チームでの取り組みも重要

　頭頸部がんは、他の部位のがんに比べ、治療によるボディイメージの変化が大きいのが特徴です。このため、患者の訴えを傾聴し精神的なサポートを行うことや、自宅で過ごす際のケアの注意点を説明できることも、看護のうえでは重要と考えます。

　また、近年、頭頸部がんに対する治療選択肢は増加しています。機能障害やQOL低下を最小限にするために、内視鏡を用いた経鼻・経口的低侵襲手術が普及してきています（➡ p.117 Q56）。

　さらに、非扁平上皮がんに対する粒子線治療、切除不能・再発頭頸部がんに対するホウ素中性子捕捉療法、光免疫療法、免疫チェックポイント阻害薬なども保険収載されました。

　これら新規治療に対する看護を行ううえでは、個々の治療の概要・適応・合併症の管理などの理解が必須になります。これらは頭頸部専門医師とともにチームを構築して取り組むべき課題です。

Q56 頭頸部がんの治療には、どんな方法があるの？

がん治療の3本柱（手術療法、放射線療法、薬物療法）のなかから選択あるいは組み合わせて行います。

医師
坂本耕二

手術療法：物理的に病変部を切除する局所治療

　手術の場合、病変の周囲に「安全域」という正常組織を含めた切除を行うのが基本です。

　早期がんであれば、手術のみで機能障害を起こさずに根治できることが多いです。しかし、進行がんの場合、切除によって大きな欠損が生じるため、遊離皮弁や有茎皮弁といった「他部位から組織を移植する再建術」を併せて実施することが多いです（➡p.73 Q32 ）。その場合、術後嚥下機能や発声機能などの機能障害をきたすため、リハビリテーションが必要になります。

　また、上咽頭など頭頸部の深部の進行がんの場合、手術アプローチが困難なため、手術を適応できないことがあります。

　なお、近年では、早期咽喉頭がんに対する低侵襲治療として、ロボット使用を含む内視鏡下での経口的切除（endoscopic laryngo-pharyngeal surgery［ELPS］、trans-oral video-laryngoscopic surgery［TOVS］、trans-oral robotic surgery：TORS）が行われるようになってきています（図1）。

1
頭頸部がん

図1　経口的咽喉頭手術のイメージ

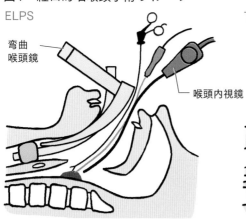

ELPS

弯曲喉頭鏡

喉頭内視鏡

- ELPSは弯曲喉頭鏡を用いて行う
- 中咽頭・下咽頭、声門上の表在がんに対して行われることが多い
- 内視鏡的咽喉頭手術と呼ばれる

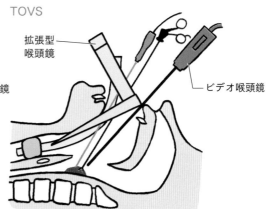

TOVS

拡張型喉頭鏡

ビデオ喉頭鏡

- TOVSは拡張型喉頭鏡を用いて行う
- Tis-T2の中咽頭および声門上がんに対して行われることが多い
- ビデオ喉頭鏡手術と呼ばれる

放射線療法：がん細胞を細胞死に導く局所治療

放射線は、がん細胞周囲の水分子を電離して電子や活性酸素を発生させます。それらが、がん細胞のDNAを切断することで、がん細胞を細胞死に導く治療方法が、放射線療法です。

臓器によって許容照射線量が決まっているため、許容線量と有効線量の間に入るように照射線量を決定します。

副作用として、粘膜炎、皮膚炎、味覚障害、口腔乾燥、嚥下障害が挙げられます（➡ p.70 Q31）。近年、唾液腺障害や脊髄線量の軽減を目的に、強度変調放射線療法（intensity modulated radiation therapy：IMRT）が行われるようになってきています。

薬物療法：局所治療では対応できない場合に行われる

頭頸部がんの場合、悪性リンパ腫を除くと、薬物療法単独での根治は困難な場合が多く、手術または放射線療法が根治的な方法とされています。しかし、これらはいずれも局所的な治療になるため、肺や骨などの遠隔転移を認める場合や、手術や放射線療法が適応できない病変がある場合には、薬物療法を選択します。

近年、免疫チェックポイント阻害薬も適応になり、治療選択肢が増える一方で、インフュージョンリアクションや下垂体炎など、特殊な副作用へのケアも必要になります（➡ p.62 Q27）。

文献
1) Imanishi Y, Ozawa H, Sakamoto K, et al. Clinical outcomes of transoral videolaryngoscopic surgery for hypopharyngeal and supraglottic cancer. *BMC Cancer* 2017；17（1）：445.

Part **8**

摂食嚥下関連

摂食嚥下機能の
障害とは

後藤一貴

「負のサイクル」を起こさないよう早期介入が必須

摂食嚥下障害を起こすと、経口摂取ができないことに起因する「栄養状態の低下」や「脱水状態」が生じます。

また、食物や唾液の慢性的な誤嚥による「誤嚥性肺炎」を引き起こし、それによる「全身状態の悪化」が、さらに「摂食嚥下障害の増悪」につながるという負のサイクルが起こります（図1）。そのため、できるだけ早期に摂食嚥下機能障害に対する介入が必要となります。

患者本人には、食べる楽しみを奪われるという生活の質にかかわる重大な変化が起きます。

●嚥下機能評価は２段階（➡p.122 Q57 ）

摂食嚥下機能障害の検査は、大きくスクリーニングテストと嚥下機能検査に分けられます。

嚥下機能を評価する場合は、まずスクリーニングテストを行い、問題があれば嚥下機能検査を実施するのが一般的です（図2）。

スクリーニングテストには、質問紙票、反復唾液嚥下テスト、改変水飲みテスト、血中酸素飽和濃度モニターなどがあります（➡p.124 Q58 ）。

嚥下機能検査には、嚥下内視鏡検査（➡p.127 Q59 ）、嚥下造影検査（➡p.129 Q60 ）などがあります。

図1　摂食・嚥下障害による「負のサイクル」

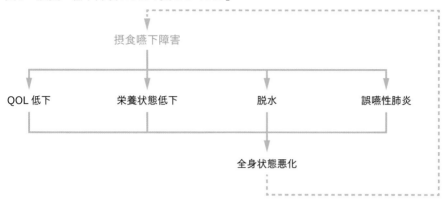

図2　摂食嚥下障害への対応

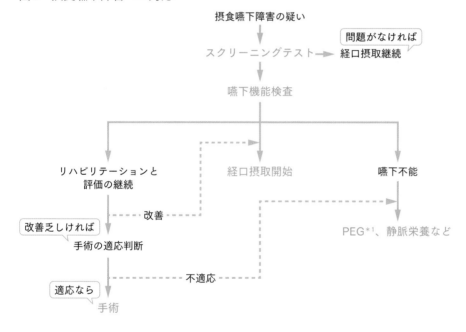

参考文献
1) 日本摂食嚥下リハビリテーション学会 医療検討委員会：摂食嚥下障害評価2019．https://www.jsdr.or.jp/wp-content/uploads/file/doc/assessment2019-announce.pdf（2021.3.29アクセス）．
2) 日本耳鼻咽喉科学会編：嚥下障害診療ガイドライン2018年版 第3版，金原出版，東京，2018．

＊1　PEG（percutaneous endoscopic gastrostomy：経皮内視鏡的胃瘻造設術）

Q57 嚥下機能評価には、どんな種類があるの？

疑わしい患者をみつける「スクリーニングテスト」と、確定診断のための「嚥下機能検査」に大きく分けられます。

医師
後藤一貴

スクリーニングテストはベッドサイドで実施できる

嚥下機能評価には、スクリーニングテスト（簡易検査）と、嚥下機能検査の2つに大きく分けられます。

まず、簡易検査でスクリーニングを行い、問題があれば嚥下機能検査に進むのが一般的です。

スクリーニングテストにはさまざまな種類がある

簡易検査は、特別な設備のない施設やベッドサイドでも簡単に行えます。

簡易検査には、質問紙票（EAT-10や聖隷式嚥下質問紙）、反復唾液嚥下テスト（RSST）、水飲みテスト（WST）、改訂水飲みテスト（MWST）、フードテスト（FoodTest）、頸部聴診法（cervical auscultation）、咳テスト、血中酸素飽和濃度モニターなどがあります[1]（表1）。

それぞれの詳細については、日本摂食嚥下リハビリテーション学会による『摂食嚥下障害評価2019』[1] をご覧ください。

なお、嚥下障害は、原因疾患を中心に、さまざまな要因が複雑に関与して発症します。そのため、簡易検査を行う前に、認知機能、日常生活動作（ADL）、咽喉頭の診察、気管切開の有無も確認しておく必要があります。

嚥下機能検査は画像検査が中心

嚥下機能検査の重要な柱となるのは、嚥下内視鏡検査（➡p.127 Q59 ）と嚥下造影検査（➡p.129 Q60 ）の2つです。

その他には嚥下圧検査、筋電図検査などがあります。

参考文献
1) 日本摂食嚥下リハビリテーション学会 医療検討委員会：摂食嚥下障害評価2019. https://www.jsdr.or.jp/wp-content/uploads/file/doc/assessment2019-announce.pdf （2021.3.29アクセス）.

表1　嚥下機能検査の分類

スクリーニングテスト（簡易検査）	● 質問紙票：EAT-10（eating assessment tool-10）、聖隷式嚥下質問紙
	● 反復唾液嚥下テスト（repetitive saliva swallowing test：RSST）
	● 水飲みテスト（water swallowing test：WST）
	● 改訂水飲みテスト（modified water swallowing test：MWST）
	● フードテスト（food test）
	● 頸部聴診法（cervical auscultation）
	● 咳テスト
	● 血中酸素飽和濃度モニターなど
嚥下機能検査	● 嚥下内視鏡検査
	● 嚥下造影検査
	● その他：嚥下圧検査、筋電図検査

Column　看護師にしかできない「嚥下障害患者のケア」

　大学病院では、さまざまな疾患、さまざまな病態の患者を診療しています。それぞれの医師は、専門性をもって対応し、患者の回復に全力を尽くしています。しかし、それぞれが専門性に特化するがあまり、他の分野について、私自身も含めてですが、その思いが希薄になるのもまた事実です。

　嚥下障害患者に唯一、24時間・365日寄り添える職種は看護師のみです。患者さんの身体的・精神的状況を把握し、情報提供してもらうことは、摂食・嚥下障害患者の診療にはなくてはならないものです。

　そのため、看護師のみなさんには、嚥下障害にも興味をもってほしいと思います。ぜひ、その目で見た情報を提供していただき、興味のない医師との強力なパイプ役を買って出ていただければ大変助かります。

（後藤一貴）

Q58 嚥下スクリーニング検査を適切に行うコツは?

A 評価スキルを身につけた経験者が、もっとも良好な状態で評価を行ってください。

医師

大久保啓介

検査の前に適切な環境をつくることが大切

急性期は、全身状態が不安定であり、覚醒レベルにも波があります。そのため、スクリーニング実施基準を病院ごとに決めておくと効率的です（表1）。

検査のコツは「環境を整えること」です。ポイントは、以下の5点です。

①絶飲食の患者の口腔衛生は不良なことが多いため、汚染が強い場合は直前に口腔咽頭ケアを行う

②姿勢はリラックスできるように調整する

③頸部伸展や身体抑制をしたままでテストを行わないように気をつける

④可能であれば義歯を装着する（合わなくなっているときは見送る）

⑤検査のときは、大人数で取り囲むなど、威圧的にならないよう配慮する

テストの種類によって注意点も異なる

嚥下スクリーニング検査の概要を表2に示します。

■反復唾液嚥下テストのコツ

食物や器具を使用しないので、手軽に実施できます。

ただし、認知症など指示の理解ができない

人には適しません。実施する前には「手を握って」などの簡単な質問を行い、その指示に十分従えることを確かめておいてください。

のどが渇いていると空嚥下がしにくいため、口やのどを潤してからテストを行いましょう。

■改訂水飲みテスト、フードテストのコツ

改訂水飲みテストとフードテストは、一連で行うと効率的です。

改訂水飲みテストでは、冷水3mLを口腔底に注いで嚥下を指示します。臨床では、3点以下でむせが生じても、あまり点数評価にこだわりすぎず、1回量を1mLにする、とろみ水にするなどの調整を行います。

フードテストで、さらに口腔内の残留物を観察します。

検査は、いつも座位で行うとは限りません。リクライニングの角度を60度や30度にする、頸部前屈を加える、など患者の良好な機能を引き出すことを重視します（➡p.140 Q66）。実施した体位などの情報を記録し、摂食条件の設定に活かしましょう。

*

検査の評価は、施設によって異なると思います。筆者の施設では、改訂水飲みテストが3点以下や咽頭残留が疑われる場合、嚥下内視鏡検査の実施を推奨しています（図1[➡p.126]）。

表1　スクリーニング実施基準の例（筆者の施設における食事開始基準）

MWSTを行い、内服・摂食開始/嚥下チーム依頼
- 意識レベルがJCSでクリア、1桁、（Ⅱ-10）
- 口腔内の汚染がない
- 気道のクリアランスがおおむね良好（吸引併用）
- 姿勢の安定（枕など利用、ベッド30度程度、側臥位）
- バイタルサインの安定（37.5℃以下）
- 重篤な症状がない
- 担当医の指示

病棟看護師がMWSTを行う際には、これらをすべて満たす必要がある

MWSTを行い、4点以上なら開始食から段階的食上げ/内服開始
3点以下なら担当STと協議

表2　スクリーニング検査の概要

反復唾液嚥下テスト（RSST）	方法	口腔内を湿らせた後に、空嚥下を30秒間繰り返す
	判定	30秒で2回以下が異常
	意義	水や食物をしないので、気軽に行うことができる 誤嚥のリスクが高い場合は反復唾液嚥下テストから行う
改訂水飲みテスト（MWST）	方法	冷水3mLを口腔底に注ぎ、嚥下を指示する 4点以上であれば、最大で2回繰り返し、最も悪い場合を評価する
	判定	判定不能：口から出す、無反応 1点：嚥下なし、むせるand/or呼吸切迫 2点：嚥下あり、呼吸切迫（不顕性誤嚥の疑い） 3点：嚥下あり、呼吸良好、むせるand/or湿性嗄声 4点：嚥下あり、呼吸良好、むせなし 5点：4点に加え、反復嚥下が30秒以内に2回可能
	意義	実際に水を飲めるかという視点とともに、誤嚥を検出できるかがポイント 臨床では、とろみ水を用いて評価を行う場合がある 3点以下は嚥下内視鏡検査などを用いて摂食条件を設定するのが望ましい
フードテスト（FT）	方法	ティースプーン1杯の半固形物（プリンやゼリーなど）または粥や液状の食物を飲み込んだ後、口腔内の残留、むせの有無や呼吸の変化などを観察する 4点以上の場合は3回まで繰り返し、もっとも悪い点数を記録する
	判定	判定不能：口から出す、無反応 1点：嚥下なし、むせるand/or呼吸切迫 2点：嚥下あり、呼吸切迫（不顕性誤嚥の疑い） 3点：嚥下あり、呼吸良好、むせるand/or湿性嗄声、口腔内残留中等度 4点：嚥下あり、呼吸良好、むせなし、口腔内残留ほぼなし 5点：4点に加え、反復嚥下が30秒以内に2回可能
	意義	原法はプリン 口腔内の残留物を観察する部分が改訂水飲みテストと異なる 3点以下は嚥下障害の疑いありと判断する 改訂水飲みテストに続いて行うことが多い

1

嚥下機能評価

図1　改訂水飲みテストの評価基準（例）

改訂水飲みテスト MWST 冷水 3mL を嚥下

ST もしくは嚥下チーム
の対応が望ましい

1：嚥下無し、むせる or 呼吸変化あり

2：嚥下あり、呼吸変化あり

3：嚥下あり、呼吸良好、むせる or 湿性嗄声

病棟で開始食から開始
内服可能

4：嚥下あり、呼吸良好、むせない

5：4 に加え、追加嚥下運動が 30 秒以内に 2 回可能

表3　食事中止（中断）基準

- 熱が38℃以上もしくは37.5℃以上が2日以上
- 痰がらみが増え、むせが強い
- 呼吸状態の悪化
- 検査データで炎症反応が悪化

※再開時はMWST/担当STによる再評価が必要

　食事の中止（表3）後に再開するときは、
スクリーニング検査を行いましょう。

文献
1) 小山珠美：評価に応じた経口摂取開始と段階的ス
　テップアップ．小山珠美監修，ビジュアルでわか
　る早期経口摂取実践ガイド，日総研，名古屋，
　2012：92-105.
2) 日本摂食嚥下リハビリテーション学会 医療検討委
　員会編：摂食嚥下障害の評価2019.
　https://www.jsdr.or.jp/wp-content/uploads/file/doc/
　assessment2019-announce.pdf（2021.3.29アクセス）.
3) 青山寿昭：摂食嚥下障害の評価．青山寿昭編，ま
　るごと図解 摂食嚥下ケア，照林社，東京，2017：
　26-29.

Q59 嚥下内視鏡検査では、どんなことを行うの？

喉頭内視鏡を用いて、食物を「飲み込む前・飲み込んだ後」の咽頭・喉頭の状況を観察します。

医師
後藤一貴

嚥下に重要な役割をはたす「咽頭・喉頭」をみる

嚥下内視鏡検査は、喉頭内視鏡で、咽頭、喉頭の器質的・機能的な障害を確認するために行われます。

この検査は、場所を選ばず繰り返し実施できるのが利点です。

まず検査食を用いずに観察を行う（図1）

検査食を用いない状態での観察では、咽喉頭の器質的な問題（がんなど）の有無や、鼻咽腔の閉鎖状況、咽頭・喉頭の運動状況（咽頭麻痺や声帯麻痺の有無、ミオクローヌスなど不随運動の有無など）を観察します。

喉頭蓋谷や梨状窩凹に唾液や食物残留があるかどうか、あるようならば程度も観察します。

1

嚥下機能評価

図1 嚥下内視鏡検査の実際

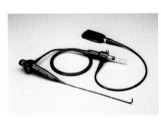
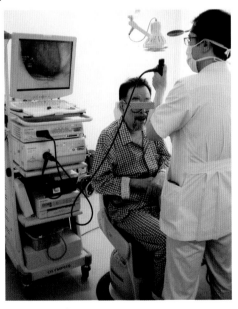

● 咽頭内視鏡で、咽喉頭の観察を行っている場面
● この後、検査食（着色水など）を飲んでもらってさらに観察する

これらは嚥下運動の障害や咽頭感覚低下に関連し、嚥下障害の重症度や誤嚥の危険性の指標となります[1]。

次に検査食を用いて観察を行う

検査食を用いた観察では、検査食を嚥下した際に観察される、早期咽頭流入、嚥下反射惹起のタイミング、咽頭残留、喉頭流入・誤嚥を指標に嚥下機能を評価します[1]。

耳鼻咽喉科では、兵頭ら[2]の提唱した「嚥下内視鏡検査スコア」を用いて嚥下機能をスコア化しています（表1）。簡便で検者間のスコアの一致率も高く、嚥下状況の評価や重症度の評価、情報の共有・障害の経時的な変化の比較にも有用です。

引用文献

1) 日本耳鼻咽喉科学会編：嚥下障害診療ガイドライン2018年版 第3版，金原出版，東京，2018：17-20.
2) 兵頭政光，西窪加緒里，弘瀬かほり：嚥下内視鏡検査におけるスコア評価基準（試案）の作製とその臨床的意義. 日耳鼻2011；113：670-678.

表1　嚥下内視鏡所見のスコア評価基準

①喉頭蓋谷や梨状陥凹の唾液貯留	Point
0：唾液貯留がない 1：軽度唾液貯留あり 2：中等度の唾液貯留があるが、喉頭腔への流入はない 3：唾液貯留が高度で、吸気時に喉頭腔へ流入する	● 嚥下障害の有無や程度を推定する
②声門閉鎖反射や咳反射の惹起性	**Point**
0：喉頭蓋や披裂部に少し触れるだけで容易に反射が惹起される 1：反射は惹起されるが弱い 2：反射が惹起されないことがある 3：反射の惹起が極めて不良	● 内視鏡の先端を軽く接触させる ● 粘膜損傷などに注意して実施
③嚥下反射の惹起性	**Point**
0：着色水の咽頭流入がわずかに観察できるのみ 1：着色水が喉頭蓋谷に達するのが観察できる 2：着色水が梨状陥凹に達するのが観察できる 3：着色水が梨状陥凹に達してもしばらくは嚥下反射がおきない	● 着色水の流入が「確認できる＝嚥下反射のタイミングが遅延」と考えられる
④着色水嚥下による咽頭クリアランス	**Point**
0：嚥下後に着色水残留なし 1：着色水残留が軽度あるが、2〜3回の空嚥下でwash outされる 2：着色水残留があり、複数回嚥下を行ってもwash outされない 3：着色水残留が高度で、喉頭腔に流入する	● 残留が確認できる場合、患者に「残留感の有無」を質問してみるとよい

兵頭政光，西窪加緒里，弘瀬かほり：嚥下内視鏡検査におけるスコア評価基準（試案）の作製とその臨床的意義. 日耳鼻2011；113：671. より引用

Q60 嚥下造影検査では、何をして、何をみるの？

造影剤を実際に嚥下してもらい、嚥下の一連の流れを観察する検査です。嚥下障害の詳細な評価が可能となります。

医師

後藤一貴

嚥下造影検査は「嚥下内視鏡検査では観察できないこと」をみる検査

嚥下造影検査は、造影剤または造影剤を含む食物を嚥下させて、造影剤の動きや嚥下関連機関の状態と運動を、X線透視下で観察する検査です（図1）。

嚥下造影検査によって、嚥下の口腔期・咽頭期・食道期のすべてについて、嚥下障害の病態を詳細に評価できます。特に、誤嚥の程度や食道入口部開大状況など、嚥下内視鏡検査では観察できない項目を評価することができます[1]。

メリット・デメリットを理解して検査を進める

検査にはX線透視装置および透視所見の録画・撮影装置が必要です。嚥下運動は短時間なので、透視所見を録画し、スロー再生や繰り返し再生して「診る」ことで、嚥下障害の詳細な病態把握が可能となります[1]。

造影剤は、通常、消化管造影検査用の硫酸バリウムを用います。しかし、高度な誤嚥が疑われる例では、非イオン性低浸透圧のヨード造影剤（保険適応外）を用いることもあります。バリウムを用いて検査食（バリウムパ

図1 嚥下造影検査の実際

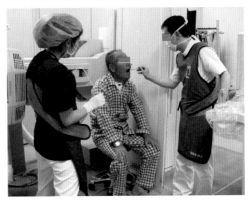

● 消化管造影検査に用いる造影剤を嚥下してもらい、録画・撮影する

ンなど）を作製し、評価することもあります。

嚥下造影検査の問題点として、X線透視装置が必要でベッドサイドでは行えないこと、高度の嚥下障害患者では造影剤の誤嚥の危険性を伴うこと、検査に被曝が伴うことが挙げられます。嚥下内視鏡検査と併用し、両者のメリット、デメリットを理解したうえで検査を進める必要があります[1]。

引用文献
1) 日本耳鼻咽喉科学会編：嚥下障害診療ガイドライン2018年版 第3版，金原出版，東京，2018：20-23.

1

嚥下機能評価

Q61 誤嚥性肺炎を繰り返す患者に、どう介入するの？

A 包括的に全身状態を診て、原因に即した対策を講じます。重症化する前に早期発見することも大切です。

看護師
清水和美

繰り返す誤嚥性肺炎では不顕性誤嚥を疑う

誤嚥性肺炎は、飲食物や口腔咽頭分泌物、胃内容物を誤嚥することで発症します。

誤嚥には、顕性誤嚥と不顕性誤嚥があります。特に、むせなどの症状がみられない不顕性誤嚥は、誤嚥性肺炎を発症することが多く、再発を繰り返しやすいです。

高齢者の場合は特に注意して観察する

近年、誤嚥性肺炎が増加傾向にあるのは、高齢者の誤嚥性肺炎の増加によるものです。

加齢に伴う嚥下機能の低下がその大きな原因で、高齢者の肺炎のおよそ80％が誤嚥性といわれています。

高齢者の誤嚥性肺炎は、典型的症状が出にくく、診断・治療が遅れてしまうことが少なくありません。むせ・咳だけでなく、図1に示すような変化に注意してください。

誤嚥性肺炎は「生体への侵襲性」と「生体側の防御能」のバランスが崩れたときに発症します（図2）。

例えば、35歳前後の健常者では睡眠中に50％が唾液誤嚥しているにもかかわらず、ほとんど肺炎を発症しないのは、侵襲性よりも、生体側の防御能のほうが上回っているからなのです。

図1 誤嚥性肺炎早期発見のポイント

- 食事中や食後に咳込む
- 唾液や痰が増える
- 痰の粘調性が高くなり、黄色から緑色になる
- 微熱が続く
- 喘鳴がきかれる
- 脈拍・呼吸数が増える
- 声が聞き取りづらくなる(湿ったガラガラ声、小さい声)
- 疲労感がある
- 活気がない
- 痩せてくる(摂食量、飲水量の低下)

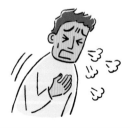
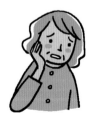
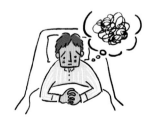

■誤嚥のタイプを把握することが重要

　誤嚥は、Logemannによって「嚥下前誤嚥」「嚥下中誤嚥」「嚥下後誤嚥」の3つに分けられます（図3）。どのタイプなのか、なぜ誤嚥してしまうのかがポイントです。

①**嚥下前誤嚥**：嚥下反射が起こる前に、だらだらと気道に入ってしまう状態

②**嚥下中誤嚥**：嚥下反射時に喉頭閉鎖のタイミングがずれ、瞬間的に入り込む状態

③**嚥下後誤嚥**：梨状窩などに残留した食塊が、嚥下後呼吸開始に伴い気道に入る状態

禁飲食の期間を
長期化させないことが重要

　誤嚥性肺炎の患者への介入として、口腔ケア、呼吸ケア、姿勢調整、早期離床、摂食嚥下訓練、早期経口摂取を上記観察、評価に基づいて適した支援を行う必要があります。

　食べられる口づくりを行い、低栄養や脱水に注意しながら早期離床を図り、寝たきりにしないことが、誤嚥性肺炎予防につながります。禁飲食の期間が長期化することで嚥下関連筋は萎縮（1日使用しないと約1％筋力低下）してしまうので安全な食事介助方法で早期に経口摂取開始していくことも大切です。

参考文献
1）藤谷順子，鳥羽研二編：誤嚥性肺炎 抗菌薬だけに頼らない肺炎治療，医歯薬出版，東京，2011.
2）太田清人編：呼吸からみた摂食機能障害，中山書店，東京，2012.
3）藤島一郎：摂食・嚥下障害チェックシート．大塚製薬工場，2009.

図2　侵襲性と防御能のバランス

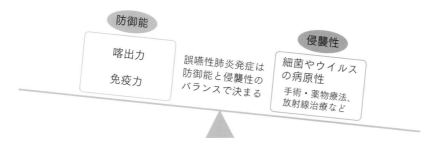

防御能
喀出力
免疫力

誤嚥性肺炎発症は防御能と侵襲性のバランスで決まる

侵襲性
細菌やウイルスの病原性
手術・薬物療法、放射線治療など

図3　誤嚥の分類

嚥下前誤嚥　　　　　　　　嚥下中誤嚥　　　　　　　　　嚥下後誤嚥

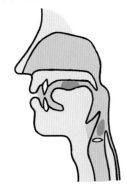 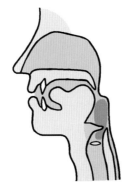 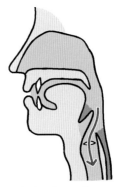

● 嚥下反射開始前に誤嚥
● 食塊のコントロールができずに、嚥下反射が起こる前、あるいは喉頭閉鎖前に誤嚥する
● 嚥下反射惹起障害が主体である病態

● 嚥下反射開始から終了までの間の誤嚥
● 嚥下反射は起こるが喉頭閉鎖が不完全となる病態

● 嚥下反射終了後の誤嚥
● 嚥下後、咽頭残留物が気道内に侵入する誤嚥
● 食道括約筋の機能不全、咽頭機能不全となる病態

Q62 高齢者が誤嚥性肺炎に なりやすいのは、なぜ？

加齢はさまざまな変化をもたらします。それらが単独ないし複数存在することが要因だと考えられます。

医師
後藤一貴

　誤嚥は、口から「食道へ入るべきものが、気管に入ってしまうこと」をいいます。

　誤嚥性肺炎は、嚥下機能障害のため、唾液や食物あるいは逆流した胃液などと一緒に、細菌を気道に誤って吸引してしまうことにより発症します（➡p.130 Q61）。

加齢による種々の変化が 誤嚥のリスクを高める

　嚥下の口腔期では食塊形成の障害（歯牙の欠損、唾液分泌低下による）、咽頭期では食道入口部の開大不全（特に男性では、喉頭が下垂し喉頭挙上不全になることによる）となり、咽頭クリアランスの低下が起きます。咽

喉頭の感覚も、若年者に比べ低下[1]し誤嚥のリスクが上がります。

　また、免疫力低下、脳神経細胞の減少・無症候性脳梗塞による中枢神経系の障害、呼吸筋筋力低下による肺活量の低下・喀出力の低下は、誤嚥性肺炎のリスクを高めるといわれています。姿勢の変化も影響します。

　加えて、円背は頸椎の代償的前弯を引き起こすとともに、舌骨上・下筋群の筋緊張をもたらし、嚥下を不利に導きます（図1）。

引用文献
1) 谷口洋，藤島一郎，大野友久：内視鏡による探触子を用いた咽喉頭感覚の検査法の開発. 耳鼻と臨床 2006；52：256-262.

図1　円背による代償的前弯

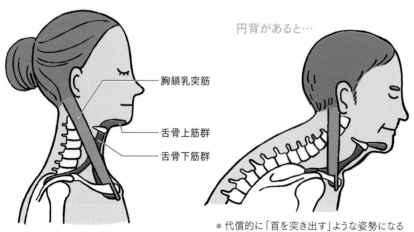

円背があると…

胸鎖乳突筋

舌骨上筋群

舌骨下筋群

● 代償的に「首を突き出す」ような姿勢になる

Q63 睡眠時に起こる誤嚥は、どうすれば防げるの？

睡眠時に起こる誤嚥は、不顕性誤嚥（むせない誤嚥）です。誤嚥性肺炎の主な原因と考えられます。

医師
大久保啓介

不顕性誤嚥は肺炎を引き起こすリスクが高い

　誤嚥とは、唾液などの口腔・咽頭内容物や食物などが気道内に入り込むことです。誤嚥には、むせなどで誤嚥とわかる「顕性誤嚥」と、誤嚥してもむせない「不顕性誤嚥」があります。

　むせは、大事な生体の防御機構です。誤嚥物を咳ですべて排出できれば、肺炎にはなりません。一方、不顕性誤嚥は、誤嚥していても気づかれにくく、誤嚥物が咳で排出されないため、かえって肺炎のリスクが高くなります。

不顕性誤嚥は夜間に生じる

　誤嚥性肺炎は「誤嚥」が原因で起こりますが、食事中に誤嚥が起きたからといって、すぐ肺炎になるわけではありません。むしろ、肺炎の原因は、不顕性誤嚥によって、細菌を含む唾液などの分泌物が、知らず知らずのうちに気道に入り込むことが原因になっていることのほうが多いです。

　不顕性誤嚥には、サブスタンスPという神経伝達物質が関与していると考えられています（図1）。

　サブスタンスPは、脳神経で合成され、神経を伝って咽頭に放出される物質です。不顕性誤嚥を生じている患者は、咽頭のサブスタンスP濃度が低いことが明らかになっています。

　咽頭のサブスタンスP濃度が減少すると、咳反射・嚥下反射が低下します。咽頭のサブスタンスPは、脳の大脳基底核にあるドーパミンに誘導されて濃度が上昇します。過去に脳梗塞の既往があると、ドーパミンの減少を介してサブスタンスPが低下し、不顕性誤嚥により誤嚥性肺炎を生じやすいと考えられます。

夜間の誤嚥を防ぐには全身へのアプローチが重要

　摂食嚥下機能の維持改善には、局所および全身リハビリテーションと適切な栄養管理が重要です。離床や活動、そして栄養管理に心がけてください。

咳反射・嚥下反射を改善するケア

　睡眠中の誤嚥を予防するために、咳反射・嚥下反射をケアで改善しましょう。口腔ケアや、温度差のある食事、唐辛子などの刺激のある食事は、咽頭のサブスタンスP濃度を高め、咳反射・嚥下反射を改善することが知られています。

　また、薬剤にも注意が必要です。例えば、パーキンソン病やレビー小体型認知症は、脳内のドーパミンが不足し、パーキンソニズムを生じる疾患です。もともとドーパミンが不足しているところに、抗精神病薬のようなドーパミン拮抗薬を

2
誤嚥対策

133

図1　嚥下反射と咳反射

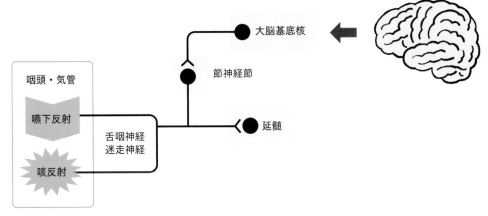

大脳基底核

節神経節

延髄

咽頭・気管

嚥下反射

舌咽神経
迷走神経

咳反射

●ドーパミンは大脳基底核で産生され、ドーパミンによって誘導されたサブスタンスPが咽頭に放出される

服用すると、高度の嚥下障害を生じることがあるので、注意が必要です。

咽頭残留を減らすケア

　嚥下機能が低下すると、食物が咽頭に残留し、夜間に誤嚥する可能性が高まります。

　咽頭残留を減少させるには、残留しにくい食形態を選択する、交互嚥下（異なる性状の食塊を交互に嚥下する）やフィニッシュ嚥下（最後にお茶を飲む）を励行する、などが有効です。

参考文献
1)　藤島一郎：口から食べる嚥下障害Ｑ＆Ａ第4版．中央法規，東京，2011：54-65.
2)　藤井昌彦，佐々木英忠：誤嚥性肺炎のリスク因子．：誤嚥性肺炎 抗菌薬だけに頼らない肺炎治療．藤谷順子，鳥羽研二編，医歯薬出版，東京，2011：6-11.
3)　野原幹司：認知症患者さんの病態別食支援 安全に最期まで食べるための道標，メディカ出版，大阪，2018：86-110.

Q64 認知症患者の摂食嚥下障害、介入のポイントは？

認知症のタイプと進行度に合わせて支援を行います。患者が「自分で食べている」感覚をもてるよう工夫します。

医師
大久保啓介

認知症患者は「食べることができない」わけではない

認知症患者は、口を開けてくれない、飲み込まないなど、食事の介助者は苦労が絶えません。

だからといって「食べることができない人」と捉えてしまうのはやや早計かもしれません。病態や生活を見ながら環境を整えると、食事が進むことがあります。

食支援のポイントは、「自ら食べている」という感覚を大切にして、主体性を引き出すことです。

■病態ごとに特徴をとらえて対応する

認知症患者における嚥下障害の症状は、原因疾患によって大きく異なります。

認知症の原因となる疾患・病態は70以上あるといわれていますが、約9割を占めるのは、四大認知症（アルツハイマー型認知症、レビー小体型認知症、前頭側頭型認知症、脳血管型認知症）です。

これらの認知症にはそれぞれ特徴があり、その病態をふまえてケアを行うと、スムーズに対応できます（表1）。

■個別対応の視点も忘れない

臨床では、病態別対応・個別対応の両輪でケアを行いましょう。食支援の工夫の方法を数多く知り、色々と試してみることが、最適な支援につながります。

患者が混乱しないように品数は少なくしましょう。一品ずつ料理を出すか、ワンプレートにします。ご飯を白い食器によそわないなど、認識しやすいように工夫します。使い慣れた食器を用いるとよいでしょう。

お椀やコップを下口唇につけることによって、口が開くこともあります。それでも口を開けてくれないなら、本人の好みを探してみましょう。コーラやアイスクリーム、せんべいなど、比較的手に入りやすいものから試してみます。

患者の手にスプーンを持たせてみると、体が覚えている場合があります。スプーンの柄を持ち、患者の手にそえて口までアシストしましょう。食具の使用が難しい場合は、おにぎりやサンドイッチなら食べてくれることがあります。

盛り付けの工夫や、麺類などの食欲をかきたてるようなにおい、炭酸飲料を注ぐ音、少し濃い味、おにぎりを持つ感覚などをきっかけに食事が始まるかもしれません。

なかなか咽頭に送りこめない患者は、嚥下調整食やリクライニング位が有効なことがあります（➡ p.140 Q66）。

表1　認知症の原因疾患における症状および食支援

割合	特徴	代表的な症状	食事に関連した問題の例	食支援のポイント
アルツハイマー型認知症				
50%	キョロキョロしている「食べない」認知症	記憶障害	食べ物だとわからない	声かけをする
		見当識障害 失認 失行	食べ始められない 口が開けられない 食具の使い方がわからない 口から食事がこぼれる	トレイや食器はシンプルなものにする スプーンを手に持たせアシストする おにぎりやサンドイッチに変えてみる リクライニング位にする
		注意障害	食事に集中できない	パーティションで区切る
レビー小体型認知症				
20%（報告により異なる）	ボーッとしている「誤嚥する」認知症	認知機能の変動 幻視 パーキンソニズム	顕著な食べムラがある 食物に虫が入っているように見える 中期から重度の誤嚥を生じる 薬剤の影響が大きい	調子のよいときに食事を行う ふりかけご飯は避ける 照明を明るくする 食形態を下げる リクライニング位にする ドパミン遮断薬や三環系抗うつ薬は避ける
前頭側頭型認知症				
1%	強いこだわりを示す「ケアが難しい」認知症	脱抑制 常同行動	口に詰め込む 何でも口に入れてしまう 口が開かない、噛まない、ため込む	介入が難しければある程度は許容する 食事に関係ないものは置かない 食形態を下げる
脳血管型認知症				
15%	「多彩な症状を示す」認知症	障害部位により異なる	皮質性：手足の麻痺や高次脳機能障害はあるが工夫によって食べられることが多い 小血管性：見た目より嚥下機能が悪い　レビー小体型認知症と似ている	

野原幹司：認知症患者さんの病態別食支援 安全に最期まで食べるための道標. メディカ出版, 大阪, 2018：16-83. を参考に作成

終末期は、本人の望みを重視する選択も（図1）

　認知症のほとんどは進行性で、最終的には寝たきりになり、いわゆる終末期となります。終末期は誤嚥のリスクが高く、本人の意思も確認ができず、画一的対応は困難です。

　日本老年医学会は、高齢者の水分・栄養補給法に対して「高齢者ケアの意思決定プロセスに関するガイドライン」を提唱しています。終末期ではどのようにケアを行っても誤嚥性肺炎が生じます。経口摂取については、誤嚥性肺炎のリスクが高いことを家族に説明のうえ、家族が食べさせたいと思っているのであれば、できる限り経口摂取を続けるべきでしょう。

　生活に彩りを添えられる「食事」を最後まで支援したいものです。

参考文献
1) 枝広あや子：アルツハイマー型認知症. 吉田貞夫編, 認知症の人の摂食障害 最短トラブルシューティング 食べられる環境, 食べられる食事がわかる, 医歯薬出版, 東京, 2014：113-119, 123-128, 132-136, 140-145.
2) 野原幹司：認知症患者さんの病態別食支援 安全に最期まで食べるための道標, メディカ出版, 大阪, 2018.
3) 日本老年医学会編：高齢者ケアの意思決定プロセスに関するガイドライン：人工的水分・栄養補給の導入を中心として. 日本老年医学会雑誌2012；49：633-645.

図1　終末期患者への水分・栄養投与の考え方

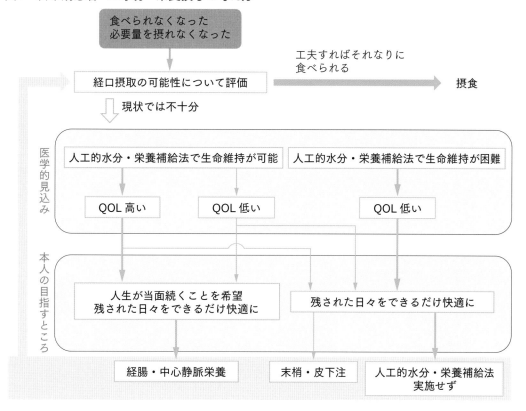

Q65 誤嚥のリスクが高い場合、禁食にすれば大丈夫?

禁食は可能な限り避けたほうがよいでしょう。経口摂取しないと、誤嚥性肺炎になる可能性が高まるためです。

医師
大久保啓介

「とりあえず禁食」は誤嚥性肺炎のリスクとなる

誤嚥性肺炎に対する入院治療では「とりあえず禁食」とされることが少なくありません。

確かに、禁食にすれば、食物の誤嚥は防げます。しかし、禁食となることで唾液の分泌量は減少し、口腔内の自浄作用は低下します。その結果、口腔や咽頭内では剥離上皮が堆積し、細菌が増殖します（図1）。

この状態で不顕性誤嚥が起こると、口腔内の細菌を含んだ唾液が気管内に侵入することになり、誤嚥性肺炎を発症しやすくなります。つまり、経口摂取しないことは、誤嚥性肺炎の発症リスクになりえるのです。

可能な限り経口摂取を継続する

誤嚥性肺炎に対する入院後早期の経口摂取開始は、治療期間を短縮し、肺炎の再発を軽減することが報告[1]されています。

誤嚥のリスクが高いときは、禁食ではなく、適切な食形態やポジショニングを選択し、むせにくくする手技（顎引き嚥下、交互嚥下など）を行いながら、食事を続けることが大切です。毎回の食事によって口腔内の汚染や乾燥を防ぐことができ、食事を継続することで摂食嚥下機能の低下を防ぎ、栄養改善にも寄与します。

諸事情により、摂食開始に踏み切れない場合は、嚥下体操、口腔ケア、アイスマッサージや電気刺激療法を行ったあとに少量のお茶を数口飲んでもらうのも一手です。

これらを摂食機能療法計画書として立案し、摂食機能療法として毎日のケアに組み込むと効率的です。

禁食後の食事再開では、十分な観察・調整が必須

一定期間の禁食の後、経口摂食を開始したら、肺炎を発症した症例を時に経験します。ここでは、肺炎発症を防ぐためにできることを考えてみましょう。

まず、口腔咽頭が不衛生の状態で経口摂取を開始していないか確認します（図2）。口腔内が不衛生な状態で摂食を開始すると、わずかな誤嚥でも誤嚥性肺炎を発症しやすいためです。

次に、食事場面を再検討します。食事中にむせない誤嚥をしていないか、食後に咽頭に残っていないかなどを、嚥下後の声や頸部聴診法、嚥下内視鏡検査などで観察します。

併せて、胃食道逆流の予防や、呼吸理学療法を行いましょう。抗不安薬や抗精神病薬などの嚥下機能を低下させる薬剤の調整は有効です。医師や薬剤師に相談してください。

図1　絶食中患者の口腔・咽頭（例）

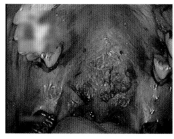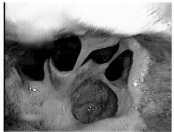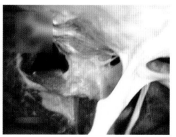

- 粘膜が乾燥して、痰や剝離上皮が付着し不衛生になることがある
- 夜間不顕性誤嚥による誤嚥性肺炎を発症しやすい
- この状態で摂食を開始すると、わずかな誤嚥でも誤嚥性肺炎を発症しやすい

図2　咽頭ケアの効果

A　咽頭ケア前

B　咽頭ケア後

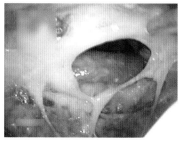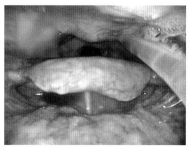

- 2週間禁食状態の患者。「ゼリーが飲めない」と相談を受けた
- 咽頭に剝離上皮が貯留していた

- 吸引にて咽頭に付着する剝離上皮を除去したところ、お茶、ゼリーの摂取が可能となった

胃瘻があっても可能な限り経口摂取の再開をめざす

　日本は「世界一の胃瘻大国で、世界一の絶食大国である」ともいわれています。今でも、胃瘻を作ると口から食事がとれなくなってしまうと考えている患者や家族がいます。

　口から食べなければ、嚥下機能だけでなく、脳機能も衰退します。実際は食べられるのに禁食をしているのは、摂食嚥下運動の身体拘束と考えるべきでしょう。禁食を指示する場合は、切迫性、非代替性、一時性という身体拘束の原則を守る必要があると思います。

引用文献
1) Koyama T, Keisuke M, Anzai H, et al. Early Commencement of Oral Intake and Physical Function are Associated with Early Hospital Discharge with oral Intake in Hospitalized Elderly Individuals with Pneumonia. *J Am Geriatr Soc* 2015；63（10）：2183-2185.

参考文献
1) 前田圭介：誤嚥性肺炎の予防とケア 7つの多面的アプローチをはじめよう．医学書院，東京，2017：34-35.
3) 前田圭介：サルコペニアの摂食嚥下障害．Modern Physician 2015；35（12）：1409-1411.

Q66 誤嚥を予防する姿勢は、どのように調整するの？

ポイントは「頸部前屈」「体幹安定」「足底接地」です。リクライニング位30 〜 60度をとると、食塊が口腔から咽頭へと流れやすくなります。

看護師
清水和美

「POTTプログラム」に沿って姿勢調整するのが効果的

　食事時のポジショニング技術と教育のため開発された教育プログラムが「POTT プログラム」です。「ポジショニング（PO）で食べる喜び（T）を伝える（T）プログラム」から命名されたとおり、ポジショニング技術を楽しく学び伝えあうために開発されました。

　主な技術は、ベッド上および車椅子での食前・食事中・食後の姿勢調整と食事介助スキルです。なかでも、誤嚥を予防する基本的ケアでもある「ポジショニング技術」の習得が必要です。

基本は頸部前屈・体幹安定・足底接地

　体幹が安定することで頭頸部が安定します（図1）。

　両上肢の重量は、体重のおよそ13％です。体重50kgだと、約6.5kgにもなります。上肢が安定していないと、嚥下に関連する筋肉が有効に機能しません。上肢はクッションなどを活用して、肘の高さ程度に調整することで安定します。その際、体幹が正中で、肩の高さが左右対称となることを意識し、頸部周囲筋の緊張がない状態にします。

　良好な頭頸部の姿勢をとると、舌骨上筋群

図1　「体幹安定」のコツ

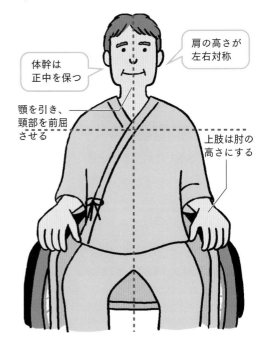

肩の高さが左右対称

体幹は正中を保つ

顎を引き、頸部を前屈させる

上肢は肘の高さにする

の収縮が容易となり喉頭挙上しやすく、嚥下がスムーズになります。顎を引き、頸部を前屈（下顎から胸骨までを4横指程度）させるように調整します。頸部後屈位とすると、咽頭と気管が一直線になり、食塊が直接気管に入りやすくなります。

　足底を床に接地させることも大切です。座位では床に届かない場合は足台使用を検討します。ベッド上仰臥位の場合、クッションなどで足底を安定させると、姿勢の崩れを防止

図2　たわみによる問題点と補正法

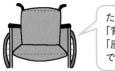

たわみは「背面」と「座面」にできる

● たわみがあると、不良姿勢やスキントラブルの原因となる

たわみの補正方法

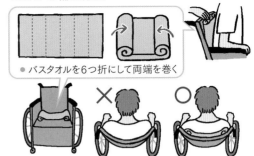

● バスタオルを6つ折にして両端を巻く

● 背面と座面に巻きタオルを入れて除圧する

不良姿勢の例

骨盤の後傾

骨盤の傾斜

骨盤の回旋

図3　車椅子ポジショニング（90度ルール）

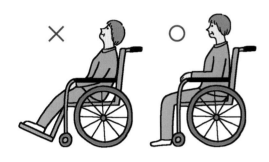

● 左図は、不良姿勢で、仙骨座り（いわゆる「ずっこけ座り」）になっている。骨盤は後傾となり、頭頸部は後屈している

図4　ベッド上ポジショニング

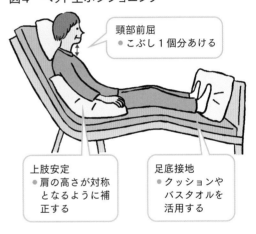

頸部前屈
● こぶし1個分あける

上肢安定
● 肩の高さが対称となるように補正する

足底接地
● クッションやバスタオルを活用する

できるだけでなく、咳嗽力も上がります。

車椅子の場合は「90度ルール」を意識する

　標準型車椅子は、移動のためのツールです。そのため、車椅子の座面・背面に「たわみ」が生じやすくなっています（図2）。バスタオルや車椅子用クッションで補正しない状態でシートに座ると、後傾・傾斜・回旋などの不良姿勢や、スキントラブルの原因になります。

　股関節や膝関節を適切な角度・位置関係にあり、足底部をしっかり接地させるようにすると、骨盤の後傾が起こりにくくなり、姿勢の崩れを防ぐことができます。咳嗽力や嚥下

力も高まります。原則90度ルールを意識しましょう（図3）。

ベッドの場合は「背抜き・足抜き」を行う

　安楽な姿勢は、患者がもっている嚥下機能を最大限引き出すことにつながります（図4）。

　殿部下縁をベッド可動軸より上に合わせると、ベッドを起こした際のずり下がりを防止できます。また、前腕を回内させて上肢を安定させると、頸部・胸部の緊張が緩和されます。

　ベッドポジショニングでは「足の挙上→上体の挙上→足の下降」と段階的に調節していきますが、その際に生じる背面の圧迫やズレ

表1　リクライニング姿勢角度のめやす

リクライニング姿勢	30度	45度	60度以上
適応	● 嚥下評価時・食事開始時、咽頭への送り込みが困難 ● 体幹・頭頸部が不安定	● 咽頭への送り込みが減弱	● 上肢機能に制限がある ● 座位保持困難 ● 自力摂取可能
食事自立	● 全介助	● 全介助・一部介助	● 全介助・一部介助・自力摂取
食形態	● ゼリー食 ● 嚥下訓練食0j・0t・1j	● ゼリー食 ● 嚥下調整食2-1・2-2 ● ミキサーやペースト食	● 嚥下調整食2-1・2-2・3・4 ● ミキサーやペースト食 ● ソフト食 ● 普通食
ケアの視点	● 食事内容が視覚に入りづらいため工夫が必要 ● 吸い飲みやストロー使用は早期咽頭流入のリスクがある ● 咳嗽がしづらいため、湿性嗄声や呼吸状態変化に注意する ● 自力での姿勢をなおすことが難しいので適時姿勢調整が必要 ● ずり落ちないよう膝の屈曲をつくる ● 食後の胃食道逆流に注意する	● 食事が確認できるよう頸部前屈位としたうえで、テーブル高さやお膳の角度調整をする ● 捕食（食器から口までの取り込み）に際し、距離があり、上肢が可動しやすいよう肘の安定を図る必要がある ● 吸い飲み使用は早期咽頭流入のリスクがあるので注意が必要 ● 30度に比べ、咀嚼はある程度しやすい	● 30度・45度と比較し、自力摂取は容易となるが誤嚥のリスクは高くなることに留意する ● ストローは包括的アセスメント後に使用 ● 体幹保持のため耐久性が必要 ● 疲労による姿勢保持ができなくなると頸部が伸展しやすいため、状況に合わせて一部介助を検討する

は、背抜き・足抜きを行うと緩和できます。背抜き・足抜きは、スキントラブル予防のためにも有用です。

リクライニング姿勢は「30度以上」とする

嚥下障害のある患者の場合、ベッドの角度は、一般的にリクライニング位30度から始め、耐久性を考慮しながら徐々に上げていきます。めやすは「30度→45度→60度」です。

段階的な離床を行うためには、包括的に患者の状態変化を観察するスキルが必要です（表1）。

参考文献
1) 迫田綾子：図解 ナース必携 誤嚥を防ぐポジショニングと食事ケア，迫田綾子編，三輪書店，東京，2013：5.
2) POTTプロジェクト ホームページ．http://pott-program.jp（2021.3.29. アクセス）
3) 森若文雄監修，内田学編：姿勢から介入する摂食嚥下 脳卒中患者のリハビリテーション．メジカルビュー社，東京，2017.
4) 小山珠美，芳村直美監修：実践で身につく！摂食嚥下障害へのアプローチ 急性期から「食べたい」を支えるケアと技術．学研メディカル秀潤社，東京，2012.

Q67 カフ付きカニューレで、誤嚥を予防できるの？

カフ付きカニューレでは、誤嚥を完全に予防できません。かえって嚥下機能を低下させてしまう可能性すらあります。

医師
大久保啓介

カフで完全に「隙間をなくす」ことはできない

カフ付きカニューレの「カフ」とは、カニューレの先端近くにある風船のことです（図1）。

カフを膨らませると、気管とカニューレの隙間がなくなります。カフには、人工呼吸器を使用するときに圧をかけても空気が漏れないようにする役割と、唾液などの誤嚥内容物が気管に大量に入るのを防ぐ役割があります（➡ p.58 Q25 ）。

気管切開術の術後や人工呼吸器を装着するときには、必ずカフ付きカニューレを用います。

カフ付きカニューレによる合併症もある

カフ付きカニューレを装着している患者は、発声できません。

カフ上に溜まった誤嚥物を自分で喀出することもできません。誤嚥物はカフ上吸引ラインから吸引しますが、いくらかはカフと気管粘膜の間から気管に落ちてしまいます。カフ付きカニューレで誤嚥を完全に防止することはできないのです。

長期管理になると、カニューレとの接触部位から出血したり、傷口から肉芽が出てきた

図1　カフ付きカニューレ

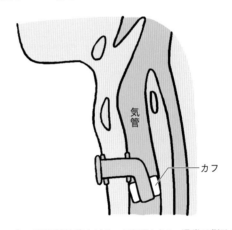

気管

カフ

● 人工呼吸器装着中はカフが必要となる。通常は側孔なしを選択する
● 発声はできない
● のどは動く臓器なので、カフ上に貯留した分泌物を完全にブロックすることができない。カフ上にたまった分泌物を自ら喀出することもできない。嚥下には不利なカニューレでもある

り、瘢痕や狭窄、カニューレ抜去困難症といった合併症を生じることがあります。

誤嚥予防にはカフなしカニューレへの変更が有効

気管切開を必要とする主な理由は、①上気道狭窄、②空気を肺に送りたい（人工呼吸器管理）、③痰を吸引したい（気道分泌物の吸痰管理）の3つです。

人工呼吸器を離脱し、全身状態が改善して

2
誤嚥対策

いるにもかかわらず、痰やカフ上の分泌物がなかなか減らないことがあります。その原因が、カフ付きカニューレそのものによって嚥下機能が低下していたり、カニューレの刺激によって痰が増えていたりすることだった、という場合があります。

誤嚥が悪化することを予防するために、より低刺激の気管カニューレに変更できる余地があるか評価を行います。具体的には患者が座位保持可能であり、また喀痰喀出力が良好と思われる場合は、カフ付きカニューレからカフなしカニューレへ交換してみます。

スピーチカニューレへの変更も有効

スピーチカニューレは「カフなし、側孔あり」のカニューレです。スピーチカニューレに交換すると、発声が可能になります。

カニューレ変更直後は、唾液や痰が、咽頭や喉頭内に貯留していることが多いため、激しい咳がしばらく出ます。分泌物を何回か口から喀出した後、ゆっくり深呼吸をするように指導します。同時に発声を促しましょう。

唾液が多いときは、口腔内から頻回に吸引します。スピーチカニューレへの変更後は、自ら痰を喀出して頻回にティッシュペーパーでぬぐうように促します。

変更後しばらくの間は、呼吸症状やバイタルサイン（SpO_2、呼吸回数など）を慎重に観察します。発声バルブを装着すると、発声や喀痰喀出がフリーハンドで行えるだけでなく、嚥下にも有利です。

なお、喀痰喀出力が弱い患者や唾液誤嚥が多く、吸引の量が増える場合は、再びカフ付きカニューレに変更することもあります。

参考文献
1) 金沢英哲：気管孔管理とその手術. 藤島一郎編, 嚥下障害ポケットマニュアル 第4版, 医歯薬出版, 東京, 2018：276-286.
2) 梅崎俊郎監修：気管カニューレの種類とその使い分け 第9版. 高研, 東京, 2018：4-30.
3) 金沢英哲：気管切開管理. 才藤栄一, 植田耕一郎監修, 出江紳一, 鎌倉やよい, 熊倉勇美 他編, 摂食嚥下リハビリテーション 第3版, 医歯薬出版, 東京, 2016：259-263.

Q68 気管カニューレ選択のポイントは何？

喉頭の3つの機能である「呼吸」「発声」「嚥下」のうち、その患者にとって何が最も重要か、を考えるとわかりやすいです。

医師
大久保啓介

まずは「カフの有無」「側孔の有無」を考える

気管カニューレの種類は、大きく「カフあり・なし」と「側孔あり・なし」に分類されます。カフは風船のようなもので、膨らませて気管とカニューレの隙間をなくします（→ p.143 Q67）。

■呼吸を重視する場合は 「カフあり・側孔なし」を選択

人工呼吸器を装着する患者には、カフ付きカニューレを選択します。カフ付きカニューレの装着時は、厳密な気道管理を行うことが多いため、通常は側孔がないタイプを選択します。

カフ付きカニューレは、カフによって誤嚥物から気道を保ち、陽圧管理もできますが、発声はできず、嚥下には不利なカニューレです。人工呼吸器を離脱したら、カフなしのカニューレに変更しましょう。

■発声・嚥下を重視する場合は 「カフなし・側孔あり」を選択

側孔があるカフなしカニューレを使用すると、声門に呼気を送ることができるので、発声ができます（図1）。いわゆるスピーチカニューレといわれるもので、発声バルブを装着するとフリーハンドで発声できます。

図1 カフなしカニューレ

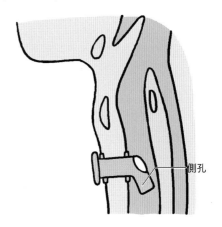

側孔

- 複雑な構造をしていないので、気管孔周囲のトラブルが少ない
- 図は「側孔がある」タイプで、スピーチ機能があるカニューレ
- 発声用バルブを装着すると発声が容易となり誤嚥も減少する

スピーチカニューレは、カフ付きカニューレより生体にかかる負担が少なく、声門下圧が陽圧に保たれるため、嚥下に有利です。

■長期にわたる場合は 「ボタン型」を選択

喀痰喀出力が弱いなどの理由で気管切開孔を残しておきたい場合には、ボタン型カニューレ（レティナ®）が選択されます（図2）。

2

誤嚥対策

「二重管カニューレ」が適する場合もある

　人工呼吸器による呼吸管理を要する患者や、気管切開直後の患者は、カフ付きカニューレを選択します。わが国では単管カニューレが頻用されていますが、欧米などでは二重管カニューレが標準的に使用されています（図3）。

　二重管カニューレは、看護師が内筒（インナーカニューレ）を交換できるため、痰詰まりなどの気道閉塞のリスクが減少し、それが自己抜管の予防にも直結します。カニューレ本体の交換回数が減るため、交換時の誤挿入といったトラブルの危険性も減ります。

■エアロゾル発生を防ぐ場合は「二重管カニューレ」を選択

　二重管カニューレは、気道確保を重視したカニューレといってよいでしょう。新型コロナウイルスによる肺炎の患者など、エアロゾル発生を予防する必要がある場合には、カニューレ交換回数を減らすことができる二重管カニューレの使用をお勧めします。

誤嚥防止手術の検討が必要な場合もある

　寝たきりで肺炎を繰り返し発症したり、自らの唾液を誤嚥し頻回に吸引を必要としたりするなど、基礎疾患によってはカフ付きカ

図2　ボタン型カニューレ（レティナ®）

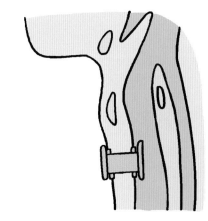

- 呼吸状態が改善しても何らかの理由で気管孔を保持しておきたい患者に使用する
- 発声用バルブを装着したり、キャップをして蓋をすることができる

図3　二重管（インナーカニューレ）

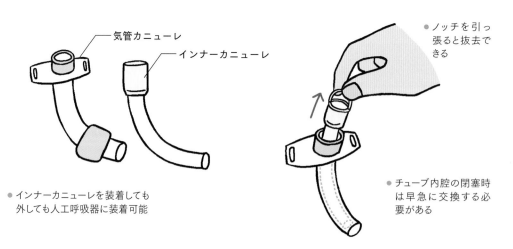

気管カニューレ

インナーカニューレ

- インナーカニューレを装着しても外しても人工呼吸器に装着可能

- ノッチを引っ張ると抜去できる
- チューブ内腔の閉塞時は早急に交換する必要がある

ニューレから離脱できないことがあります。

　医学的に不安定な状態が長期的に持続する場合、誤嚥防止手術が検討されます（図4）。

参考文献
1) 金沢英哲：気管切開管理．才藤栄一，植田耕一郎監修，出江紳一，鎌倉やよい，熊倉勇美 他編，摂食嚥下リハビリテーション 第3版，医歯薬出版，東京，2016：259-263．
2) 今泉均：ICUにおける安全な気管切開（気切）部の気道管理：気切チューブ4点皮膚固定とインナーカニューレの推奨：トラブル対応 & 気管切開施行側の立場から．日気食会報2020；71（2）：83-84．
3) 鹿野真人，桑畑直史，高取隆，他：長期臥床症例に対する輪状軟骨鉗除を併用する声門閉鎖術．喉頭2008；20：5-12．

図4　誤嚥防止手術（声門閉鎖術）

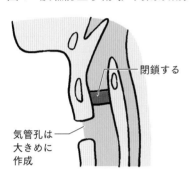

- 閉鎖する
- 気管孔は大きめに作成
- 誤嚥を完全に防止し、気管孔を大きく作成することで、カニューレから離脱できる
- 発声することはできないが、残っている嚥下機能があれば、摂食することが可能となる

A　術前

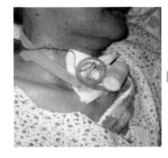

- 常に唾液が漏れる。タオルが必須
- 週に1回カニューレ交換が必要
- 気管吸引が必要
- 半年以上何も口にしていない

B　誤嚥防止手術　術後

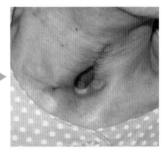

- 気管カニューレは不要
- 痰は少なく、吸引も不要に
- 首回りはとても清潔
- 3食口から食べられるようになった

2

誤嚥対策

Q69 経鼻胃管カテーテル挿入のポイントは?

10Fr以下の細いチューブを用いて、頸部回旋法を用いて挿入するとよいでしょう。挿入後の位置確認を、必ず行ってください。

医師
後藤一貴

経鼻胃管と経口摂取を併用することも多い

全身状態の悪い患者や嚥下障害患者に対しては、さまざまな栄養管理が行われます。その代表が経鼻経管栄養です。

「腸が使える状況にあるなら腸を使う」のが、栄養管理の基本です。経鼻胃管による経管栄養は、静脈栄養に比べて生理的で、消化吸収機能や腸管免疫系の機能が維持される点がメリットです。

全身状態が改善してくれば、経管栄養のみではなく、経口摂取を併用する状況にもなります。

なるべく細いチューブを使う

経鼻胃管カテーテルのサイズについて、大野ら[1] は「経鼻胃管は喉頭蓋の反転や食塊の咽頭残留に悪影響を与えうるが、12Fr以上の太いチューブに対して10Fr以下の細いチューブでは嚥下への悪影響が少なかった」と報告しています。

筆者の施設でも、経口摂取を併用する場合は、可能な限り10Fr以下のカテーテルを使用することを推奨しています。

頸部回旋法や内視鏡下も検討する

カテーテル留置時のポイントは、「鼻腔と同側の食道入口部」にカテーテルを通過させることです。

藤島[2] は、頸部回旋法(右鼻腔から挿入するときは、頸部を左へ回旋させて右食道入口部を広げて挿入する)を報告しています(図1)。

喉頭内視鏡検査が可能であれば、内視鏡下に挿入すれば確実です。喉頭内視鏡検査ができない場合には、開口させ、カテーテルが咽頭後壁を交差せず通過しているかを確認します(図2)。

引用文献
1) 大野綾, 藤島一郎, 大野友久, 他：経鼻経管栄養チューブが嚥下障害患者の嚥下に与える影. 日本摂食・嚥下リハビリテーション学会雑誌2006；10(2)：125-134.
2) 藤島一郎：嚥下障害における経管栄養法. 耳鼻と臨床2004；50：268-270.

図1　頸部回旋法の概要

体位調整
- 30 〜 45 度程度のセミファーラー位とする
- カテーテルを挿入する鼻孔と反対側に頸部を回旋させる

カテーテル挿入
- 実際に挿入するカテーテルを用いて、挿入する長さ（患者の外鼻孔〜外耳孔〜喉頭隆起〜心窩部までの長さ）を測定する
- カテーテルに潤滑剤を塗布し、回旋させた側の反対の鼻孔より挿入する

カテーテルの位置確認
- 開口させ、カテーテルが交差していないことを確認する
- 吸引液の pH 測定や X 線写真撮影、エア確認（気泡音聴診）も有効

カテーテルの固定
- カテーテルが胃内に挿入されていることが確認できたら、抜けないように固定する

図2　カテーテルの留置部位

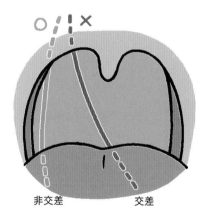
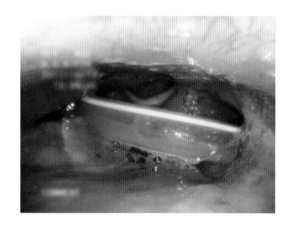

- 口腔から咽頭後壁を診たときに、交差している場合はカテーテルが鼻腔側と食道入口部の通過位置が反対側になっている
- 非交差はカテーテルが鼻腔側と食道入口部の通過側が一致しており望ましい形
- 写真は、カテーテルが咽頭で回転している不適切な例

2

誤嚥対策

Q70 いつ、どのタイミングで経口摂取を開始するの？

全身状態が安定しており口腔内が清潔で、嚥下反射があり、咳嗽できるなら、経口摂取の開始・再開を検討するのが一般的です。

医師
後藤一貴

院内基準・主治医の判断に沿って開始するのが実情

禁飲食になる病態はさまざまですが、ここでは嚥下障害が原因で禁飲食になった場合について述べます。

嚥下障害には、さまざまな原因・病態・社会背景があるので、客観的な根拠をもって一律に「○○だから安全に経口摂取開始できる」とはいえません。しかし、それでは経口摂取できないので、各施設の独自の基準や、主治医の判断で経口摂取開始・再開を判断しているのが現状だと考えられます。

院内基準に沿って段階的に進める

筆者の施設では、嚥下障害が疑われたら、病棟看護師が簡易検査（スクリーニングテスト）を行い、異常があった場合、主治医に報告がきます。主治医は、必要であれば嚥下障害の精査のために耳鼻咽喉科やリハビリテーション科に精査依頼をします。そこで一般診察や嚥下機能検査を行い、機能的におおむね経口摂取可能と判断された場合、主治医にその旨をフィードバックします。

主治医は、施設の経口開始基準に沿って経口摂取の可否を判断します。可能と判断され

た場合は、嚥下調整食学会分類2013に沿った嚥下調整食を開始します。形態アップや中止についても基準を設け、安全な経口摂取に務めています。

図1に当施設での基準を示します[1]。

図1　経口摂取開始基準（例）

経口摂取開始基準	● バイタルサイン・全身状態が安定している ● 意識レベルがJCSⅡ−10、Ⅰ桁、清明 ● 脳血管障害の進行がない ● 口腔内の汚染がない ● 嚥下反射を認める ● 十分な咳嗽ができる
食事形態ステップアップ基準	● 2日以上37.5度以上の発熱がない ● 30分間で7割以上の摂取ができ、3食状況が続く ● 気道分泌物が減少している ● 意識レベルが改善している ● 離床が進んでいる
食事中止（中断）基準	● 呼吸器感染症による発熱38.0度以上が2日以上続く ● 痰がらみが増え、ムセが強い ● 呼吸器状態の変化 ● 検査で呼吸器系の病状が悪化

引用文献
1）獨協医科大学病院摂食嚥下サポート委員会編：摂食嚥下サポートマニュアル．（院内資料）．

Q71 食事がのどに詰まった患者には、どう対応する?

A 応援を依頼し、緊急対応を行います。すぐに緊急対応が行えるよう、日ごろから備えておくことが大切です。

医師

大久保啓介

窒息発生時には迅速な判断・行動が不可欠

　窒息の8割は食事中に発生します。食事がのどに詰まってしまったときの典型的な症状は、激しいむせと咳です。その他、顔色が悪くなる、急に黙り込む、動きが止まる、ぐったりとするなどの状態が見られることがあります。

　窒息発生時には、素早い判断と行動が重要です。応援を要請し、緊急対応を行います。

■呼吸が楽な姿勢で咳を促す

　食事介助中に窒息発生を疑ったら、落ち着くまで呼吸が楽な姿勢（側臥位など）で安静にします。

　また「喉がつまっていますか?」「息ができないですか?」など、わかりやすい言葉をかけながら、意識があることを確認します。意識があり、良好な換気が維持されている場合は、患者の自発的な咳で除去を促します。

■緊急時に備え、吸引器を用意しておく

　咽頭に残留した食物を除去するためには、吸引器を用います。緊急時にいつでも使えるように準備しておいてください。

　可能であれば、患者に咳をしてもらいます。吸引チューブを口もしくは鼻から挿入し、先端を舌根部の高さあたりに置いて咳をしてもらうか、咳とともに排泄される食物や痰を吸引します。

窒息に対する緊急処置

■指拭法（指で掻き出す）（図1）

　異物が、口腔内やのどにたまって外から見えている場合、この方法を行います。高齢者では、口腔から咽頭にかけて食物が滞留したことによる呼吸困難・準窒息状態が多いため、有用な手技です。

　顔を横に向け、指にハンカチやガーゼなどを巻きつけて異物を掻き出します。指は横から入れてください。正面から指を入れると食べ物を押し込んでしまう恐れがあります。

図1　指拭法

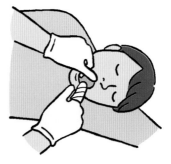

● 異物を指で掻き出す
● 異物が肉眼で確認できる場合に実施

2

誤嚥対策

図2　背部叩打法

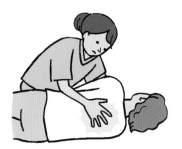

● 肩甲骨の間を強く叩く

図3　ハイムリック法

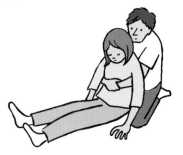

● 腹部を勢いよく圧迫する
● 妊婦、乳幼児などには実施できない

■背部叩打法（図2）

　患者の後ろから、手のひらの基部で、左右の肩甲骨の中間当たりを力強く何度も叩きます。

■ハイムリック法（図3）

　患者の背部にまわって患者の口を下に向け、腹部を勢いよく圧迫して腹圧を上げ、強い呼気を起こして吐き出させる方法です。妊婦や肥満の方、乳幼児には行ってはいけません。

参考文献
1)　國枝顕二郎：リスク管理．藤島一郎編，嚥下障害ポケットマニュアル　第4版，医歯薬出版，東京，2018：81-89.
2)　藤島一郎：口から食べる嚥下障害Ｑ＆Ａ　第4版，中央法規，東京，2011：142-145.
3)　藤谷順子：窒息．才藤栄一，植田耕一郎監修，出江紳一，鎌倉やよい，熊倉勇美 他編，摂食嚥下リハビリテーション　第3版，医歯薬出版，東京，2016：257.

Q72 とろみを作成するときの ポイントは？

ダマにならないよう注意しながら、個々の患者に適したとろみを調剤します。提供前には、必ずとろみの状態を確認しましょう。

看護師
清水和美

とろみが安定するには時間がかかる

とろみ調整食品の種類にもよりますが、攪拌は30秒が目安です。とろみが安定するまでには、攪拌後、1〜5分かかります。

つまり、攪拌直後は「とろみが薄い」と感じても、安定時間までに徐々に濃くなるのです。安定する前のとろみを基準にとろみ調整食品を追加すると、ダマになったり、粘度が高すぎることによる咽頭残留や窒息のリスクとなります。

同じ粘度で調整できるよう、正しいとろみの付け方・とろみ調整食品の使用量などを共有することが大切です（図1）。とろみが薄すぎるとき・濃すぎるときの調整方法を図2に示します。

とろみの付き方には 温度・成分なども影響する

とろみ調整食品の主原料により、とろみの付き方や特徴は異なります。

図1　とろみの付け方

方法①
- 飲み物を攪拌しながら、少しずつとろみ調整食品を加える
- 一度に多く加えるとダマになりやすいので注意

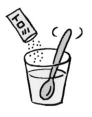

方法②
- 乾いたコップにとろみ調整食品を入れておき、後から勢いよく飲み物を注ぎ攪拌する

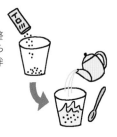

図2　とろみの調整方法

濃すぎたとき
- 同じ飲み物を加える

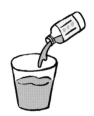

薄すぎたとき
- 別容器に作成した濃いとろみを加えて攪拌する
- とろみが付いた液体にとろみ調整食品を直接加えるとダマになりやすい

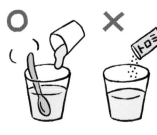

表1 とろみの3段階（嚥下調整食学会分類2013）

	段階1：薄いとろみ	段階2：中間のとろみ	段階3：濃いとろみ
英語表記	Mildly thick	Moderately thick	Extremely thick
性状の説明（飲んだとき）	●「drink」するという表現が適切なとろみの程度 ●口に入れると口腔内に広がる液体の種類・味や温度によっては、とろみが付いていることがあまり気にならない場合もある ●飲み込む際に大きな力を要しない ●ストローで容易に吸うことができる	●明らかにとろみがあることを感じ、かつ「drink」するという表現が適切なとろみの程度 ●口腔内での動態はゆっくりですぐには広がらない ●舌の上でまとめやすい ●ストローで吸うのは抵抗がある	●明らかにとろみが付いていて、まとまりがよい ●送り込むのに力が必要 ●スプーンで「eat」するという表現が適切なとろみの程度 ●ストローで吸うことは困難
性状の説明（見たとき）	●スプーンを傾けるとすっと流れ落ちる ●フォークの歯の間から素早く流れ落ちる ●カップを傾け、流れ出た後には、うっすらと跡が残る程度の付着	●スプーンを傾けるととろとろと流れる ●フォークの歯の間からゆっくりと流れ落ちる ●カップを傾け、流れ出た後には、全体にコーティングしたように付着	●スプーンを傾けても、形状がある程度保たれ、流れにくい ●フォークの歯の間から流れ出ない ●カップを傾けても流れ出ない（ゆっくりと塊となって落ちる）
粘度（mPa・s）	50-150	150-300	300-500
LST値（mm）	36-43	32-36	30-32

●粘度：コーンプレート型回転粘度計を用い、測定温度20℃、ずり速度50s-1における1分後の粘度測定結果
●LST値：ラインスプレッドテスト用プラスチック測定板を用いて内径30mmの金属製リングに試料を20mL注入し、30秒後にリングを持ち上げ、30秒後に試料の広がり距離を6点測定し、その平均値をLST値とする

日本摂食・嚥下リハビリテーション学会医療検討委員会：日本摂食・嚥下リハビリテーション学会嚥下調整食分類2013. 日摂食嚥下リハ会誌2013；17(3)：263. より引用

また、飲食物に含まれているタンパク質・糖分や温度なども影響します。一般的に、温度が低いもの、糖分を含むものはとろみが付きやすく、温度が高いもの、たんぱく質や酸、塩分を含むものはとろみが付きにくい傾向があります。

攪拌後は、少し時間をおき、とろみ調整食品の入れすぎに注意しましょう。

とろみの濃度のめやすを表1に示しますので、参考にしてください。

参考文献
1) 藤谷順子，小城明子編：摂食嚥下障害の栄養食事指導マニュアル. 医歯薬出版，東京，2019.
2) 藤島一郎，藤森まり子，北條京子編著：新版ナースのための摂食・嚥下障害ガイドブック，中央法規，東京，2013.
3) 才藤栄一，植田耕一郎監修，出江紳一，鎌倉やよい，熊倉勇美 他編：摂食嚥下リハビリテーション 第3版，医歯薬出版，東京，2016.

Q73 むせ込む患者に安全に内服させる工夫はあるの？

姿勢調整をしたうえで、スライス型ゼリー丸のみ法、内服薬や飲み込む水分の形態変更などを行いましょう。

看護師
清水和美

「むせ込みがあること」が悪いわけではない

むせ込み自体は、誤嚥を防ぐ生体の反射なので、悪いことではありません。むせ込む状況（内服薬の形態・量、内服時の姿勢など）を観察し、姿勢調整をしたうえで、スライス型ゼリー丸のみ法、内服薬や飲み込む水分の形態変更などを行うことが必要です。

内服時にむせ込む理由を考えて対応する

■姿勢調整（➡p.140 Q66）

内服時の飲み込みは、安全のため、頸部正中位・体幹正中位で、頭頸部屈曲（めやすは下顎から胸骨まで4横指）で行うのが基本です（図1）。

なお、ストローを使用すると、吸気とともに水分や内服薬が流れ込むため、嚥下反射惹起遅延のある患者では、誤嚥のリスクが高くなります。このような患者に対しては、頸部後屈位防止のできる吸い飲みやUコップ使用を検討しましょう（図2）。

■「薬を飲み込むための水分」の形状変更

私たちは「水がいちばん飲みやすい」と思いがちです。

しかし、嚥下障害のある患者にとって、さらさらしており、咽頭への流入速度が速い水は、難易度が高い飲み物です。嚥下前誤嚥のある患者には、とろみ調整食品（➡p.153 Q72）の使用を検討します。

■薬剤の形状変更

口腔内崩壊錠やドライシロップなどは、口腔内ですぐに溶けるため、嚥下障害軽症の患者や小児には有効とされています。

2
誤嚥対策

図1 安定した姿勢

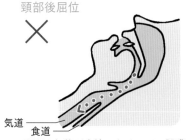

頸部後屈位 ✕

気道
食道
●咽頭と気管が直線になるので、誤嚥しやすい

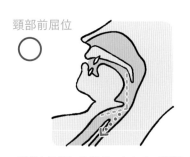

頸部前屈位 ◯

●咽頭と気管に角度がつくので、誤嚥しにくい

図2　頸部後屈位防止の工夫（Uコップ）

飲み口

（画像提供：ファイン株式会社）

レボUコップだと…　　　ふつうのコップだと…

○　　　×

※写真はモデル

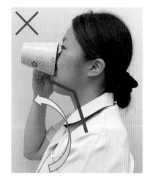

- コップを傾けても鼻に当たらないように設計されたコップ
- 飲物を飲むときに、誤嚥しやすい「頸部後屈」とならないのが特徴

- 頸部を後屈させるため誤嚥しやすい

図3　スライス型ゼリー丸のみ法

1 まず、スライスゼリーをつくる

- ゼリーにスプーンを垂直に差し、半分に切る

- 半分に切った線から5mmほどずらした位置に、スプーンを差し込む

- スライス型にゼリーをすくい取る

2 錠剤を埋め込む

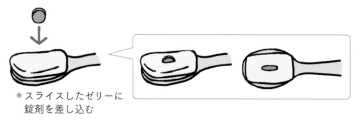

- スライスしたゼリーに錠剤を差し込む

- ゼリーの上に「錠剤を置いただけ」の状態にしたり、ゼリーをクラッシュしたりしないこと（ゼリーと錠剤が分離して口腔内や咽頭に残留しやすくなってしまうため）

錠剤の内服は困難でも、散剤にすると内服しやすい患者もいますが、口腔期・咽頭期に障害がある場合は、注意や工夫が必要です。また、散剤にする場合には、薬学的に粉砕が可能な薬剤なのか確認する必要があります。

■スライス型ゼリー丸のみ法（図3）

あらかじめスライス型にした食塊に、錠剤を縦に埋め、崩さず丸のみする方法です。この方法をとると、口腔・咽頭でバラバラにならず残留や誤嚥を防止できます。

また、スライス型の食塊は、口腔・咽頭の

狭いスペースを通過しやすく梨状窩の形状にフィットしてとどまりやすいため、タイミングのずれや嚥下反射の遅延による誤嚥を防ぐこともできます。

参考文献
1）藤谷順子，小城明子編：摂食嚥下障害の栄養食事指導マニュアル．医歯薬出版，東京，2019．
2）藤島一郎，藤森まり子，北條京子編著：新版ナースのための摂食・嚥下障害ガイドブック，中央法規，東京，2013．
3）才藤栄一，植田耕一郎監修，出江紳一，鎌倉やよい，熊倉勇美 他編，摂食嚥下リハビリテーション 第3版．医歯薬出版，東京，2016．

Q74 嚥下機能の維持・向上のために日常生活でできることは？

食べられる口づくり、喉頭挙上を促す体操など、根拠ある活動を継続して行いましょう。栄養摂取と運動は、サルコペニアやフレイルの予防にも重要です。

看護師
清水和美

「嚥下」というと「のど」ばかりに注目しがちですが、食べるためには、全身状態の調和が不可欠です。そのため、包括的な身体の状態を診て支援する必要があります（**表1**）。

「食べられる口づくり」につながる口腔ケア

急性期・慢性期を問わず、すべての患者に口腔ケアは必要です。特に、禁飲食の場合、唾液分泌が低下し、口腔内の自浄作用が低下するため、充実した口腔ケアが必要です。

口腔ケアのポイントは、以下の3つを順序だてて行うことです。

①加湿
②清掃（ブラッシング・粘膜ケア・汚染物回収）
③保湿

唇や舌はとても敏感な器官で、主に食事・会話のときに大きく活動します。口腔ケアでは、咀嚼と食塊形成に必要な部分を直接刺激することができるため、咀嚼と食塊形成が確立し、咽頭期嚥下に好影響を与え、嚥下機能を高めることができます。

表1　食べるために必要な条件

❶	安全な食べ物を見分ける（視覚・嗅覚・認知機能）
❷	体幹と頭を支える（姿勢調整）
❸	食べ物を適量ずつ口に運ぶ（目と手と口の協調）
❹	口を使う（口腔機能・咀嚼機能・味覚）
❺	飲み込む（嚥下と呼吸の協調）
❻	肺を守る（気道防御・呼吸機能）
❼	食べた物を消化し、吸収する（消化・吸収機能）
❽	不必要なものを排泄する（排泄機能）

「おでこ体操・顎持ち上げ体操」で喉頭挙上を促進（図1[➡p.158]）

おでこ体操・顎持ち上げ体操は、喉頭挙上にかかわる舌骨上筋群などの筋力を強化し、食道入口部の食塊通過を促すことで、咽頭残留の減少を図る効果が期待できます。

即時効果もあるため、食前に行うのも効果的です。

ただし、患者の額に抵抗を加える「おでこ体操」は、頚椎症などのある患者には注意が必要です。

2

誤嚥対策

図1　喉頭挙上の促進

おでこ体操

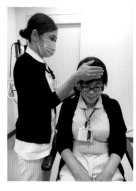

どこに力が入っていますか…？

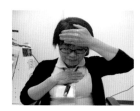

- 1回につき「5秒程度の圧迫×5〜10回」実施する
- 喉頭隆起に力が入って持ち上がっていることを確認する

- 額に手を当てて抵抗を加えながら、頭部はおへそをのぞき込むように下げてみる

顎持ち上げ体操

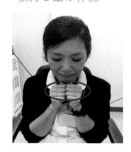

下顎下（舌骨上筋群）に力が入っていますか…？

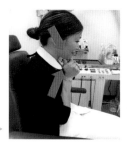

- 頸部はうなずくようにして下げ、両母指は抵抗するように上に向けて力をかける

※写真はモデル

摂食前には「嚥下体操」を行う（図2）

嚥下体操は、食事前に嚥下の準備体操や、基礎訓練として行われます。全身や頸部の嚥下関連筋のリラクゼーションになるだけでなく、覚醒を促すことにもつながります。

*

ここでは、口腔ケア、おでこ体操・顎上げ体操、嚥下体操をピックアップしましたが、

日常生活動作の拡大や話すこと・歌うことは、呼気訓練になり随意的で有効な咳嗽につながります。

文献
1) 稲川利光編：摂食嚥下ビジュアルリハビリテーション．学研メディカル秀潤社，東京，2017．
2) 岸本裕充編著：成果の上がる口腔ケア．医学書院，東京，2011．
3) 藤島一郎：摂食・嚥下障害チェックシート．大塚製薬工場，東京，2003．

図2　嚥下体操

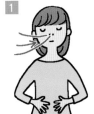

- 腹部に手をあてて深呼吸をする
- 息は、鼻から吸って、口から吐く

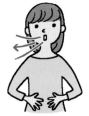

- 首を左右にゆっくり回す

 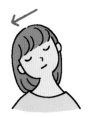

- 首を左右に曲げる

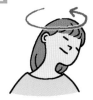

- 両肩の上げ下げを行う
- 肩をすぼめるようにして上げた後、力を抜いて下げる

- 両手を挙げ、軽く背伸びをする
- このとき、前後左右に体を傾けてもよい

- 頬を膨らませたり、すぼめたりする
- 口を閉じたまま、2〜3回繰り返して行うのがポイント

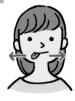 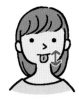

- 舌を大きく動かす
- 「左右の口角に触れた後、出したり引っ込めたりする」のを2〜3回繰り返して行う

- 息止めをする
- 大きく息を吸って止め、3つ数えて吐き出す

- 「パパパパ」「タタタタ」「カカカカ」「ララララ」とゆっくり言う

 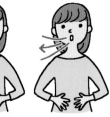

- 再度、深呼吸を行う

2

誤嚥対策

159

Q75 誤嚥の徴候は、むせや咳のほかにもあるの？

痰の量が増える、元気がなくなる、呼吸が速くなる、のどがゴロゴロいうなどは「むせない誤嚥」の徴候です。気をつけましょう。

医師
大久保啓介

「むせない誤嚥」の場合は咳が出ない

食事中や食後に咳が出るようなときは、食物を誤嚥している可能性が高いです。咳は誤嚥のわかりやすい徴候です（➡ p.151 Q71 ）。

一方、脳血管障害の既往のなどにより気道の感覚が低下して、むせない誤嚥をしている患者もいます。食事を開始してから痰の量が急に増えたら、誤嚥による痰の増加を疑います。

声やのどがゴロゴロいう、息づかいが荒くなる、元気がなくなる、顔の表情が険しくなる、問いかけに返事がなくなる、なども誤嚥を疑う徴候です。時々声を出してもらい、湿性嗄声の有無や意識レベルを確認しましょう。

聴診や酸素飽和度のチェックが重要

むせない誤嚥が疑われる患者は、聴診器やパルスオキシメーターで所見をとりましょう。

聴診では、食前に「のどぼとけの横」と「肺（特に右肺の後ろ下）」の音、飲水後や食事中・食後に「のど」や「肺」の音を聴き、音に変化があったら誤嚥を疑います。食事前は聞こえなかったゴロゴロ音がのどから聞こえたら、誤嚥の徴候ありといえます。

パルスオキシメーターを装着すると、リアルタイムに酸素飽和度が測定できるため、有用です。食事前と比べて酸素飽和度が3％以上低下するか、90％以下になっていたら、

誤嚥が疑われます。

経過を追って複合的に判断する

臨床では、誤嚥を正確に判断することはできません。そのため、発熱や血液検査による炎症反応、X線写真上の陰影などの変化を経時的に観察します。炎症所見など誤嚥性肺炎の所見があれば「誤嚥がある」と考えます。

しかし、すぐに食事中の誤嚥が肺炎の原因と断定するのは、やや早計です。以下のような、誤嚥性肺炎の発症に関与している因子を総合的に判断しましょう。

- 食前・食後の口腔ケアは適切か
- 食後すぐ横になって、胃食道逆流を起こしていないか
- 咽頭残留対策は適切か
- 栄養や免疫はどうか　など

誤嚥性肺炎で禁食を行うことの明確なエビデンスはありません。食形態や姿勢、リハビリテーション手技の見直しを行い、摂食条件を設定して、早期に経口摂取を再開する姿勢が、何より重要です。

文献
1) 藤島一郎：口から食べる嚥下障害Q＆A 第4版. 中央法規，東京，2011：61-65，82，83，142-145.
2) 國枝顕二郎：リスク管理. 藤島一郎編，嚥下障害ポケットマニュアル 第4版，医歯薬出版，東京，2018：81-89.
3) 藤島一郎編著：よくわかる嚥下障害 改訂第3版. 永井書店，大阪，2012：74-89.

Q76 食物をいつまでも噛んでいる患者への対応方法は?

器質的な問題（咬合など）か、認知症や高次脳機能障害（失行など）によるものか、しっかりアセスメントすることが大切です。

看護師
清水和美

準備期・口腔期に問題があるから嚥下に至らない

■摂食嚥下の5期を意識する

摂食嚥下を行うためには、食物を噛んである程度小さく粉砕する必要があります。その際、顎は、単純な上下運動だけではなく、すり潰すような動きで唾液と混和し食塊を形成します（準備期）。

そして、口を閉じた状態で舌を口蓋に押し付けることで、口腔から咽頭へ送り込まれます（口腔期）。

いつまでも患者が食物を噛んでいる場合、口腔機能（咬合の状態や舌の動きなど）と食事の形態が合っていない可能性があります

（図1）。考えられる原因と対応を表1にまとめます。

安易な「刻み食」への変更は危険

患者がいつまでも食物を噛んでいて飲み込まないからといって、「刻み食」への形態変更は食材が小さくなっているだけで食塊形成が困難な患者には適しません。かえって噛む時間が長くなったり、バラバラなまま咽頭を通るため誤嚥のリスクが高まります。

刻み食に変更する際は、とろみをかけるなどの工夫が必要です。

3
ケア・処置

図1　摂食嚥下の5期モデル

| 先行期 | 準備期 | 口腔期 | 咽頭期 | 食道期 |

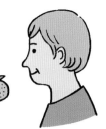 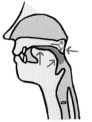 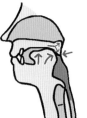 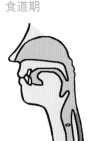

- 食物を認知する
- 「認知期」とも呼ばれる

- 取り込んだ食物を噛み、唾液を混ぜ、飲み込みやすい形にまとめる
- 「咀嚼期」とも呼ばれる

- 飲み込みやすい形にまとまった食物を咽頭に送り込む

- 送り込まれた食物を飲み込む

- 飲み込んだ食物を、食道から胃に送る

表1 考えられる原因と対応

	考えられる原因	考えられる対応
準備期の問題	歯（義歯）の欠損や義歯不適合による咬合不全	● 義歯調整
	舌下神経麻痺や舌の筋力低下により、舌が口蓋につかず、咽頭への送り込みが困難	● 口蓋が高くて舌がつかない場合、補綴処置を検討する ● 送り込みが困難な場合は、重力を活用したリクライニング位で咽頭への送り込みを代償 ● 舌運動の訓練（模倣困難な場合は他動的に） ● 発語が増えるような声掛け
	口腔・咽頭の炎症	● 疼痛がある際は、薬剤使用も検討
	食塊形成が困難な食材 ・弾力がある、口腔内にはりつくものなど	● 食塊形成の容易な食形態に変更する（・ゼリー・ムース状、ミキサー食、ソフト食、硬すぎず箸で切れる柔らかさなど）
口腔期の問題	失行 ・嚥下失行：嚥下できない。または、反射的な嚥下運動は保たれているが意図的な嚥下行為が障害されている。失語の合併が多い	● リラクゼーションを図る ● 集中して食事にとり組めるように環境調整を行い、ゆっくり根気強くかかわる ● 手を添えた動作訓練を継続し、手続記憶（身体で覚えている記憶）の想起を図る
	・口腔顔面失行：意図的な閉口や挺舌ができない。または、口唇・舌・顔面などに運動麻痺がないのに食塊形成に支障をきたす	● 味のはっきりした、付着性が低く、凝集性の高い食物とする。嗜好も考慮する ● スプーンを「舌中央よりすこし奥舌」に摂食させ、嚥下反射惹起を促す ● 「飲み込んでいいですよ」という声かけで飲み込めることもある
	感覚障害	● 振動刺激法（電動歯ブラシの背を舌や頬粘膜側に当てる）やアイスマッサージ（凍らせた綿棒などで舌背部を刺激）で感覚障害の訓練を行う

参考文献
1) 日本嚥下障害臨床研究会編：嚥下障害の臨床 リハビリテーションの考え方と実際 第2版. 医歯薬出版，東京，2008.
2) 寺見雅子編著：できることから始める 摂食・嚥下リハビリテーション実践ガイド. 学研メディカル秀潤社，東京，2012.
3) 小山珠美監修：ビジュアルでわかる早期経口摂取実践ガイド. 日総研出版，愛知，2012.
4) 市村久美子編：リハビリナースの摂食・嚥下障害看護（リハビリナース2010年秋季増刊）. メディカ出版，大阪，2010.

Q77 放射線治療後の口渇には、どう対応する?

清潔・保湿を重点的に行い、こまめな水分補給や保湿剤使用を行います。場合によっては人工唾液や薬剤使用も検討します。

医師
大久保啓介

キーワードは「清潔」と「保湿」

放射線治療による影響で、唾液分泌量が減少することがあります。唾液腺は放射線感受性が高いため、放射線治療によって唾液腺自体が萎縮してしまうためです。唾液の分泌量が減少すると、嚥下障害・咀嚼障害・味覚障害などが起こります。

また、口腔内の自浄作用が低下することで口腔内に食物残渣などが長時間残留し、う歯や歯周疾患が発症しやすくなります。粘膜保護作用も低下し、舌・口腔粘膜の障害、舌苔の増加なども起こりやすくなります。

食形態の工夫・保湿剤使用は不可欠

唾液分泌低下により嚥下が困難となるため、食事内容としては水分が多く含むやわらかいものの摂取がよいでしょう。口腔内の乾燥を予防するため、こまめに水分補給を行うことが大切です。

さらに、口腔内の齲歯や感染予防のために、食事の前後にうがいや歯磨きを行い、口腔内を清潔に保っておくことも重要です。保湿剤が配合されたうがい薬、スプレーや口腔内に塗布する保湿ジェルなども有効です。

薬物治療の実施も検討

薬物治療としては、人工唾液（サリベート®など）を用いる方法があります。サリベート®は、シェーグレン症候群や放射線障害によるドライマウスの治療に保険適応となっています。

また、唾液腺に作用して唾液の分泌を促すピロカルピン（サラジェン®）を使用する場合もあります。ただし、この薬剤の副作用として、多汗・頻尿がみられることがあります。

漢方薬では、白虎加人参湯や麦門冬湯などが用いられることがあります。

参考文献
1) 河田了：口腔乾燥症. MB ENTONI 2018；222：25-28.
2) 土屋典生：臨床医による新薬の評価；塩酸ピロカルピン. クリニカルプラクティス 2005；24：1263-1265.
3) 山下耕太郎：白虎加人参湯による口腔・咽頭乾燥症の治療成績. PROGRESS IN MEDICINE 1993；13（10）：2384-2388.

3

ケア・処置

Q78 嚥下後の「のどに残った感じ」には、どう対応する？

A 食事形態や食べ方の調整を行いましょう。摂食・嚥下機能が低下している可能性があります。

医師
大久保啓介

咽頭残留を疑い、できることから対応する

超高齢社会を迎えたわが国では、摂食嚥下機能が低下した入院患者が少なくありません。患者が「飲み込んだ後に残る感じ」を訴える場合、咽頭収縮力が低下し、嚥下後に食塊の一部が咽頭残留している可能性があります。

■食べ方の調整

咽頭残留を疑ったら、まずは、その場でできるリハビリテーション手技を試してみましょう。

代表的な手技を以下に示します。

● **あご引き嚥下**：おへそを覗き込むようにしてくださいと指示する
● **交互嚥下**：異なる性状の食塊を、交互に嚥下する（図1）
● **複数回嚥下**：一口につき複数回嚥下する
● **フィニッシュ嚥下**：最後に水分（お茶など）を何回か飲む
● **意識下嚥下**：意識を食事に集中し、嚥下運動を確実に行う　など

■食事形態の調整

次に、食事形態を見直します。

ベタベタしている食事や、パサパサしている食事は、のどに張り付きやすく、残留しやすいです。

図1　交互嚥下（87歳男性、廃用による嚥下機能低下の例）

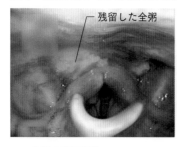

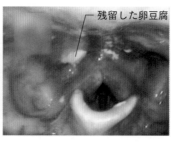

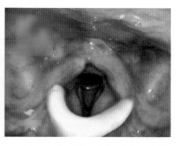

残留した全粥

残留した卵豆腐

● 全粥の嚥下直後
● 梨状陥凹に少量残留あり
● 軽度の粘着性がみられる

● 続いて卵豆腐を嚥下すると、全粥が卵豆腐に置き換わった
● 卵豆腐は咽頭への付着が見られず、さらさらしている

● さらにお茶を飲むと卵豆腐は食道に流れていき、咽頭残留は少量となった
● フィニッシュ嚥下としてお茶2口を追加した

フレイルを疑い、生活者の視点で改善を目指す

　加齢に伴い、体格は変化します。全身の筋肉量が減少すると、嚥下関連筋群も減少します。筋肉減少のような体格変化や生理機能の低下が進行すると、嚥下機能が低下し、フレイル（特に嚥下のフレイル）の要因の1つとなりえます（➡ p.77 Q35 ）。

　フレイルの特徴の1つは「可逆性」で、適切な運動や栄養管理などの介入によって改善が期待できます。すなわち「喉に残った感じ」がフレイルによる摂食嚥下機能低下による症状であれば、改善する可能性があるのです。嚥下関連筋群の維持向上には、咀嚼運動、嚥下おでこ体操や開口訓練、パタカラ体操などが有用です。

　さらに、全身のリハビリテーションおよび栄養管理を行い、退院後は趣味の文化活動やボランティアなどの社会参加を勧めましょう。フレイルが健常となり、症状が改善しているかもしれません。

隠れた病気に注意する

　下咽頭がんや食道がん、食道憩室、好酸球性食道炎などの疾患が隠れているかもしれません。症状が続くようなら耳鼻咽喉科医に相談しましょう。

文献
1) 大久保啓介：サルコペニアと老化に伴う体格変化と嚥下障害. MB ENTONI 2016；196：12-18.
2) 青山寿昭編：まるごと図解 摂食嚥下ケア. 照林社, 東京, 2017：26-29.
3) 日本摂食嚥下リハビリテーション学会医療検討委員会編：訓練法のまとめ（2014年版）. 日摂食嚥下リハ会誌2014；18（1）：55-89.

3

ケア・処置

索 引

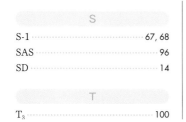
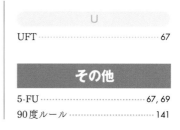

日ごろの "？" をまとめて解決
耳鼻科ナースのギモン 耳鼻咽喉科 頭頸部外科

| 2021年4月25日　第1版第1刷発行 | 監　修 | 春名　眞一 |
| | 編　集 | 飯野　佳美 |

発行者　有賀　洋文
発行所　株式会社 照林社
〒112-0002
東京都文京区小石川2丁目3-23
電　話　03-3815-4921（編集）
　　　　03-5689-7377（営業）
http://www.shorinsha.co.jp/
印刷所　広研印刷株式会社

●本書に掲載された著作物（記事・写真・イラスト等）の翻訳・複写・転載・データベースへの取り込み、および送信に関する許諾権は、照林社が保有します。
●本書の無断複写は、著作権法上での例外を除き禁じられています。本書を複写される場合は、事前に許諾を受けてください。また、本書をスキャンしてPDF化するなどの電子化は、私的使用に限り著作権法上認められていますが、代行業者等の第三者による電子データ化および書籍化は、いかなる場合も認められていません。
●万一、落丁・乱丁などの不良品がございましたら、「制作部」あてにお送りください。送料小社負担にて良品とお取り替えいたします（制作部☎0120-87-1174）。

検印省略（定価はカバーに表示してあります）
ISBN978-4-7965-2531-2
©Shinichi Haruna, Yoshimi Iino/2021/Printed in Japan